Dr. med. M. O. Bruker
Leber-, Galle-, Magen-, Darm- und
Bauchspeicheldrüsenerkrankungen

# „Aus der Sprechstunde" Band 6

# Dr. med. M. O. Bruker

# Leber-, Galle-, Magen-, Darm- und Bauchspeicheldrüsenerkrankungen

Ernährungsbehandlung durch vitalstoffreiche Vollwertkost
statt üblicher Schon-Diät

11. Auflage, 1988

ISBN 3-89189-008-7
94.–103. Tausend

Umschlaggestaltung: Hendrik van Gemert
Gesamtherstellung: Kösel, Kempten

# Inhaltsverzeichnis

# Vorwort des Verfassers

Als Vorwort stehe als einer von vielen der Brief eines Patienten, der an sich selbst erlebt hat, welcher Wandel bei scheinbar unbeeinflußbaren chronischen Erkrankungen der Bauchorgane durch Behandlung nach den in diesem Buch beschriebenen Grundsätzen möglich ist. Seine Worte vermögen den Erfolg der Heilmaßnahmen besser auszudrücken, als ich selbst dies tun könnte:

„Sehr geehrter Herr Dr. Bruker,
    in der Zeit vom 26. 6. 19... bis 25. 7. 19... haben Sie mich im Krankenhaus Eben-Ezer stationär behandelt. Nachdem nunmehr 1 Jahr vergangen ist, sind Sie möglicherweise daran interessiert, wie es mir inzwischen gesundheitlich ergangen ist.
    Zu meiner großen Freude kann ich Ihnen mitteilen, daß die – schon während Ihrer Behandlung in Eben-Ezer erkennbare – außerordentlich positive Tendenz weiter angehalten hat. Die von Ihren Kollegen seit 10 Jahren als ‚postoperative Erscheinung einer Gallenblasenresektion‘ diagnostizierte und ohne Erfolg behandelte

‚rezidiv. Pankreatitis' existiert nicht mehr. Sämtliche Beschwerden, die mir noch vor 1 Jahr das Leben oft zur Hölle machten, sind restlos verschwunden und nicht wiedergekehrt. Die ständig sich wiederholenden Koliken, die mich zuletzt fast täglich peinigten, die Durchfälle, Gasansammlungen im Oberbauch, die Unverträglichkeit fast sämtlicher Speisen (der sogenannten ‚Diät' eingeschlossen), die häufigen Stoffwechselentgleisungen, die hypoglykämischen Anfälle, alle diese Erscheinungen sind seit nunmehr 1 Jahr wie weggeblasen.

Es erübrigt sich fast zu sagen, daß ich seitdem keinerlei Medikamente mehr eingenommen habe.

Selbstverständlich befolge ich die von Ihnen empfohlene Ernährungsweise konsequent: Körnerfrühstück, Frischkostzulage vor den Hauptmahlzeiten und Verzicht auf alle raffinierten Kohlenhydrate sind inzwischen zur festen Gewohnheit geworden.

Sehr geehrter Herr Dr. Bruker! Ich möchte mich auf diesem Wege nochmals sehr, sehr herzlich bedanken. Ihnen und Ihren Mitarbeitern wünsche ich für die Zukunft alles Gute.

Mit freundlichen Grüßen
G. R."

# Die Erkrankungen der Leber, der Gallenblase und der Gallenwege

## Ursachen, Diagnostik und Krankheitserscheinungen – Erkrankungen der Leber, Gallenblase und Gallenwege sind ernährungsbedingt

Die weitaus meisten Krankheiten der Leber, der Gallenblase und der Gallenwege sind wie die Stuhlverstopfung ernährungsbedingt. Eine gewisse Ausnahme stellen die infektiösen Krankheiten dar, wie z. B. die Leberentzündung durch Virusinfektion oder die Gallenblasenentzündung durch spezifische Erreger (z. B. Typhuserreger, andere Salmonellen, Lamblien). Da aber auch die Infektanfälligkeit in hohem Maße durch Mangelernährung verursacht ist, kann man sogar die infektiöse Gelbsucht (Virushepatitis) bis zu einem gewissen Grad in diese Rubrik rechnen. Es zeigt sich nämlich, daß die richtige Ernährungsbehandlung den Verlauf dieser infektiösen Lebererkrankung erstaunlich abkürzt und einen auffallend leichteren Ablauf sichert.

# Lebererkrankungen sind „Mode" geworden

Es scheint, daß die Lebererkrankungen plötzlich „Mode" geworden sind. Man hat in der Sprechstunde neuerdings den Eindruck, daß es fast zur Selbstverständlichkeit gehört, daß jeder „seinen" Leberschaden hat. „Und an der Leber habe ich es natürlich auch", sind Worte, die in der Sprechstunde fast jeder verlauten läßt, der eine gründliche internistische Untersuchung hinter sich hat. Dieser augenblickliche „Leber-Rummel" zwingt uns, dem nachzugehen, was es damit wirklich auf sich hat.

Sind wirklich plötzlich alle Menschen leberkrank geworden? Wenn ja, wo liegen dann die Ursachen dafür? Oder hat sich nur die Auffassung vom Krankheitsgeschehen gewandelt? Oder wird die Zunahme der Leberkrankheiten nur dadurch vorgetäuscht, daß die Diagnostik besser geworden ist?

## Zwei Drittel der Zivilisierten haben Gallensteine

Am einfachsten lassen sich diese grundsätzlichen Fragen an dem Krankheitsbild der *Gallensteine* demonstrieren. Die Zahl der Gallensteinträger ist nämlich im Lauf der letzten Jahrzehnte ebenfalls außerordentlich angestiegen. Es werden Zahlen genannt, wonach von den über 60jährigen in den zivilisierten Staaten etwa zwei Drittel Gallensteinträger sind. Natürlich brauchen diese Menschen nicht alle Beschwerden zu haben. Man kann jahrzehntelang Gallensteine mit sich herumtragen, ohne das geringste davon zu merken. Der Gallenstein selbst macht nämlich keine Beschwerden. Diese treten erst auf, wenn Komplikationen hinzukommen, etwa eine Entzündung oder eine Verkrampfung durch Einklemmung. Es ist wohl verständlich, daß in einer Gallenblase, die Steine enthält, leichter Entzündungen auftreten können als in einer steinfreien Blase. Auch eine vorübergehende Abflußbehinderung durch einen eingeklemmten Stein kann natürlich zusätzlich Entzündungen der Gallenblasenwand begünstigen. Deshalb kommen häufig Steine und andere Gallenblasenerkrankungen gleichzeitig vor.

Wenn man nun erforscht, wie es im einzelnen zur Gallensteinbildung kommt, ist damit gleichzeitig auch das Rätsel der zunehmenden Lebererkrankungen gelöst. Zugleich ergibt sich daraus folgerichtig die Behandlung dieser Erkrankung.

## Die Galle ist kein Organ, sondern eine Flüssigkeit

Obwohl es sich eingebürgert hat, daß allgemein von „Gallen"-Krankheiten gesprochen wird, wenn Erkrankungen der Gallenblase, der Gallenwege und Gallensteine gemeint sind, wird im folgenden aus Gründen der Genauigkeit und zum Ausschluß von Mißverständnissen unter „Galle" die Flüssigkeit verstanden, die in der Leber von den Leberzellen abgesondert wird, während die Gallenblase nicht mit „Galle", sondern mit „Gallenblase" bezeichnet wird. Die Galle fließt im Hauptgallengang (Choledochus) in den Zwölffingerdarm. In Zeiten, in denen keine Galle zur Verdauung der Speisen benötigt wird, fließt die Galle auf einem Nebenweg, der vom Hauptgang abzweigt (Cysticus), zur Gallenblase. Hier wird die Galle eingedickt. Dadurch können große Mengen von Galle in dem Vorratsraum Gallenblase aufbewahrt werden. Für die Fettverdauung im Darm steht dadurch eine konzentrierte Galle zur Verfügung.

Zur Steinbildung in der Gallenblase kommt es bei dem Eindickungsvorgang nur dann, wenn die Galle falsch zusammengesetzt ist. Eine krankhaft zusammengesetzte Galle setzt aber voraus, daß die Leber sie so falsch absondert.

Die Leber wiederum produziert nur dann eine fehlerhaft zusammengesetzte Galle, wenn ihr infolge Mangelernährung die nötigen Rohstoffe nicht zur Verfügung stehen.

## Die Leberzelle vollbringt chemische Wunder

Die Leber ist das große Stoffwechselorgan des Körpers, in dem die hauptsächlichen chemischen Stoffumsetzungen stattfinden. Die im Darm durch die Verdauungsvorgänge abgebauten, aus der Nahrung stammenden Nährstoffe werden auf dem Blutwege durch die Pfortader in die Leber transportiert und dort in die zahllosen körpereigenen chemischen Stoffe umgewandelt, die für den Betrieb der verschiedenen Körperorgane nötig sind. Die Leber ist mit einer höchst komplizierten chemischen Fabrik vergleichbar, nur mit dem Unterschied, daß in einer chemischen Apparatur einer Fabrik immer nur *ein* chemischer Stoff herstellbar ist. Zur Herstellung jedes weiteren Stoffes ist jeweils eine andere Apparatur nötig. In der Leberzelle vollzieht sich aber das Wunder, daß gleichzeitig zahlreiche verschiedene chemische Umsetzungen stattfinden.

Wie ein Fabrikant für die Herstellung eines

chemischen Produktes bestimmte Rohstoffe benötigt, kann auch die Leberzelle ihre komplizierten chemischen Umsetzungsprozesse nur in vollendeter Weise vornehmen, wenn sie alle nötigen Rohstoffe zur Verfügung hat. Diese kann sie nur aus der Nahrung beziehen. Fehlt dem Fabrikanten ein Rohstoff oder muß er ihn – etwa im Krieg – durch einen anderen Stoff ersetzen, so entsteht minderwertige „Kriegsware".

In einer ähnlichen Situation befindet sich die Leber des Menschen, wenn sie auf denaturierte zivilisatorische Kost angewiesen ist, der es nicht nur an notwendigen Vitalstoffen mangelt, sondern die noch zusätzlich schädliche chemische Fremdstoffe enthält. Es wäre sonderbar, wenn die Leber trotz des Angebotes minderwertiger Nahrung alle ihre Aufgaben chemischer Umsetzung so erfüllen könnte, daß sie nur untadelige Endprodukte lieferte.

## Gallensteine sind hundertprozentig ernährungsbedingt

Die Bildung der Gallensteine durch eine solche fehlerhaft zusammengesetzte Galle ist nun eine der Folgen der zivilisatorischen Mangelkost, wie sie in Band 1 dieser Buchreihe „Unsere Nahrung

– unser Schicksal"* ausführlich beschrieben ist. Zur Entstehung von Steinen sind allerdings lange Zeiträume nötig; je nach Grad der Minderwertigkeit der Kost rechnet man 15 bis 30 Jahre.

Natürlich beruhen diese Darstellungen nicht auf Theorien; sie sind durch entsprechende Tierfütterungen und statistische Erhebungen erhärtet. Auch hierüber ist in Band 1 ausführlich berichtet. Es sei jedoch nochmals auf die Experimente des Nobelpreisträgers Dam hingewiesen, der durch Fütterung von Goldhamstern mit isolierten Kohlenhydraten (Stärke und Zucker) und wenig Fett mit Sicherheit Gallensteine erzeugen konnte. Dabei ist interessant, daß die Prozentzahl der Steinbildung um so höher lag, je mehr Stärke und Zucker und je weniger hochwertiges Fett verfüttert wurde. Die englischen Forscher Cleave und Campbell haben in einer wissenschaftlichen Studie über statistische Ergebnisse berichtet, wonach in Eingeborenengebieten, in denen keine raffinierten Kohlenhydrate (Auszugsmehle und Fabrikzucker) verzehrt werden, Gallensteine unbekannt sind.

---

* emu-Verlag, 5420 Lahnstein

## Übliche Leber- und Gallendiät ist gesundheitsschädlich

Angesichts dieser unwiderlegbaren Tatsachen wird es deutlich, wie grotesk es ist, daß diese mit Sicherheit steinerzeugende Kost gerade den Menschen empfohlen wird, die an Leberkrankheiten und Gallensteinen leiden! Man kann dazu ohne Übertreibung sagen: Falscher geht es nicht mehr!

Welches sind denn die üblichen Diätvorschriften bei Gallensteinkranken? Es werden isolierte Kohlenhydrate verordnet in Form von feinen Auszugsmehlprodukten (Brötchen, Zwieback, Weißbrot, Graubrot, Teigwaren) und in Form von Fabrikzucker als Rohrzucker, Traubenzucker oder Fruchtzucker; dazu wird die Einschränkung der Fette empfohlen. Da aber die Fette der üblichen zivilisatorischen Nahrung sowieso schon durch Denaturierungsprozesse arm sind an hochungesättigten Fettsäuren und fettlöslichen Vitaminen, wird durch die Einschränkung der Fettmenge der Schaden noch verstärkt. Die übliche Leber-Gallendiät ist also gerade diejenige Kost, mit der mit Sicherheit Gallensteine erzeugt werden.

Die richtige Ernährung zur Vorbeugung der Gallensteinbildung und zur Behandlung bereits vorhandener Steine muß also genau umgekehrt sein, als bisher gelehrt wurde.

## Gallensteine entstehen nicht durch „Leberschaden", sondern durch Fehlernährung

Worauf es aber in diesem Zusammenhang besonders ankommt, ist noch etwas anderes: Die Steinbildung entsteht nicht dadurch, daß eine Leberkrankheit im strengen Sinne vorliegt, sondern dadurch, daß die Leber infolge ungenügender Wirkstoffzufuhr nicht imstande ist, ihre Funktionen ungestört auszuführen. Es ist ein erheblicher Unterschied, ob die Leber eine steinbildende Galle produziert, weil sie krank ist und trotz richtiger Ernährung fehlerhaft arbeitet, oder ob sie an sich gesund ist, aber wegen Rohstoffmangel gar keine gesunde Galle herstellen kann. Vor allem für die Maßnahmen der Vorbeugung und Behandlung sind diese Unterschiede von entscheidender Bedeutung.

Findet allerdings über lange Zeit eine Mangelernährung statt, so kann es dadurch schließlich zu einer Schädigung der Leberzellen kommen, wodurch sich dann allmählich der Unterschied verwischt, indem zu dem primären Schaden, der durch die Mangelernährung direkt entsteht, noch der sekundäre Schaden durch Erkrankung der Leber selbst hinzukommt.

Was aber die Behandlung und Vorbeugung betrifft, so muß sie in jedem Fall die primäre Ursache berücksichtigen. Und diese liegt allein in der Ernährung.

## Der „Leberschaden" ist kein Leberschaden

Wir kommen jetzt dem Verständnis schon näher, woher plötzlich die vielen „rätselhaften" Leberkrankheiten kommen. Sie sind nur solange rätselhaft, als der Nahrungsfaktor nicht gebührend berücksichtigt wird. Solange die Lehrmedizin die heutige zivilisatorische Ernährung in ihre Erforschung der Krankheitsursachen nicht gründlicher mit einbezieht – über die Gründe wurde in Band 1 „Unsere Nahrung – unser Schicksal"* berichtet –, werden die Ursachen der wie eine „Epidemie" massenhaft auftretenden sog. Leberschäden ungeklärt bleiben. Demgegenüber bestehen für den modernen Ernährungsforscher keinerlei Unklarheiten über deren Entstehung.

---

* emu-Verlag, 5420 Lahnstein

Damit auch der medizinische Laie volle Klarheit darüber gewinnen kann, daß bei dem heute so häufig festgestellten sog. Leberschaden meist gar nicht eine Lebererkrankung im engeren Sinne vorliegt, sondern daß es sich hierbei um die Auswirkungen der Zivilisationskost handelt, ist es notwendig, auf weit verbreitete Mißverständnisse im diagnostischen Bereich hinzuweisen.

## Die Leber schmerzt nicht

Die Leber ist schmerzunempfindlich. Alle physiologischen Abläufe des Stoffwechsels in der Leber finden statt, ohne daß sie mit einer Empfindung gekoppelt sind. Dies gilt auch für alle krankhaften Vorgänge in der Leber, d. h. mit anderen Worten, daß alle Erkrankungen der Leber ausnahmslos sich nicht mit Mißempfindungen oder Schmerzen bemerkbar machen.

In scheinbarem Widerspruch zu dieser wichtigen Feststellung steht die häufige Beobachtung in der Sprechstunde, daß der Kranke von „Leber"schmerzen berichtet. Diese Mißempfindungen im rechten Oberbauch, die meist als Druck, Völlegefühl oder unbestimmtes Unbehagen angegeben werden, können durch zahlreiche Störungen verschiedenster Art, nicht aber durch eine Leberkrankheit hervorgerufen werden.

Ob die Beschwerden von Krankheiten der Gallenblase, der Gallenwege, des Dickdarms, Dünndarms, Magens oder Zwölffingerdarms herrühren oder ob es sich um Erkrankungen der Blutgefäße, des Bindesgewebes im Bauchraum, in den Bauchdecken oder im umgebenden Bewegungsapparat, um Fortleitungen vom Gewebe um die Wirbelsäule oder um sonstige Störungen handelt, ist in jedem einzelnen Fall durch gründliche Untersuchung abzuklären.

Würden aber Beschwerden in der Lebergegend, d. h. im rechten Oberbauch, einfach damit abgetan, daß sie als von einer Lebererkrankung herrührend bezeichnet würden, so wäre damit auf alle Fälle eine Fehldiagnose ausgesprochen.

Ganz im Gegensatz zu der obigen irrtümlichen Ansicht besteht auch bei Lebererkrankungen dieselbe Problematik wie bei den Erkrankungen anderer innerer Organe, nämlich daß der Kranke *nicht* durch Schmerzen gewarnt wird. Würde jede durch Fehlernährung erzeugte Leberbelastung und jede Schädigung der Leber durch Fremdstoffe, die dort entgiftet werden, schmerzhafte Empfindungen in der Leber hervorrufen, dann gäbe es keinen Trinker, keine ernährungsbedingten Zivilisationskrankheiten und kein Problem der toxischen Gesamtsituation: Gerade in der Unfähigkeit der Leber, mit Schmerzen zu reagieren, d. h. in dem Fehlen von Warnsignalen, liegen die Gründe, weshalb der Mensch jahrzehntelang scheinbar ungestraft sich Schadstoffen aussetzen kann.

## Blutuntersuchungen sind keine echten Leberproben

Da die Leber „ganz im Verborgenen blüht", macht die Erkennung von Lebererkrankungen besonders Schwierigkeiten. Die Diagnose „Leberschaden", wie sie dem Kranken gegenüber geäußert wird, gründet sich meist auf Blutuntersuchungen. Für die richtige Beurteilung dieser Befunde muß man wissen, daß diese sog. Leberfunktionsproben keine spezifischen Leberproben sind, d. h. daß es nicht ohne weiteres möglich ist, aus dem Ausfall der Reaktionen eine Lebererkrankung zu diagnostizieren.

In Wirklichkeit handelt es sich bei diesen „Leberfunktionsproben" um Serumlabilitätsproben, die zunächst überhaupt nichts über die Leber, sondern nur etwas über das Verhältnis der verschiedenen Eiweißfraktionen im Blutserum aussagen. Die beiden Eiweißsorten im

Blutserum sind die Albumine und Globuline, von denen letztere wieder in Alpha-1 und -2, verschiedene Beta- und Gamma-Globuline unterteilt werden.

Nun verändert sich bei den einzelnen Krankheiten der Gehalt dieser verschiedenen Eiweißfraktionen in oft charakteristischer Weise, so daß die Verschiebung der einzelnen Fraktionen untereinander als Hinweis für bestimmte Krankheitsgruppen dienen kann.

Es ist also aus diesen Proben lediglich ablesbar, daß im Eiweißstoffwechsel bestimmte Veränderungen vorhanden sind; es ist aber keinesfalls möglich und auch nicht erlaubt, daraus eine Leberstörung zu diagnostizieren. Bestimmte Verschiebungen in den Eiweißfraktionen kommen zwar bei Lebererkrankungen vor; da sie aber bei allen anderen Erkrankungen, die mit Verschiebungen im Eiweißstoffwechsel einhergehen, ebenfalls auftreten, können sie nicht als spezifisch für Leberfunktionsstörungen bezeichnet werden. Leider wird dies aber trotzdem sehr häufig getan, teils aus Unkenntnis, teils infolge der Annahme, der Laie könne sich unter „Störungen des Eiweißstoffwechsels" nichts vorstellen. Deshalb wird häufig der Ausweg einer „Organ"diagnose, in diesem Fall einer Leberkrankheit, benützt. Denn unter einer Organkrankheit kann sich der Kranke etwas Konkretes vorstellen.

Daß diese fehlerhafte Erklärung bzw. Bezeichnung nicht belanglos ist und für den Kranken nachteilige Auswirkungen hat, zeigt die tägliche Erfahrung in Sprechstunde und Klinik. Für manchen Kranken bedeutet die Diagnose einer Leberererkrankung, deren Ursache für ihn zudem noch rätselhaft ist, eine schwere seelische Belastung; weiß er doch, daß die Leber ein lebenswichtiges Organ ist, dessen Erkrankung nicht harmlos ist.

Aber sehen wir von der negativen psychologischen Wirkung der Fehldiagnose „Leberschaden" ab, so liegt ein weiterer Nachteil darin, daß die Erklärung am Wesentlichen vorbeigeht, nämlich daran, daß diese veränderten Eiweißfraktionen ein Ausdruck des gestörten Chemismus durch die zivilisatorische Ernährung sind. Findet sich doch kaum eine ernährungsbedingte Zivilisationskrankheit, bei der ein intakter Chemismus gefunden wird. Es wäre umgekehrt rätselhaft, wenn er trotz des Zivilisationsschadens in Ordnung wäre. Damit ist auch erklärt, warum die Diagnose der Leberschäden in den letzten Jahren so häufig gestellt wird: Nicht nur weil sie wirklich häufiger geworden sind, sondern auch weil immer verfeinerte Blutuntersuchungsmethoden entwickelt sind, die den gestörten Chemismus aufdecken, der die ernährungsbedingten Zivilisationsschäden zwangsläufig begleitet.

Dasselbe gilt grundsätzlich für die Enzymdiagnostik, z. B. die Transaminasen; auch sie sind nicht organspezifisch, obwohl sie bereits eine verfeinerte Diagnostik erlauben.

Es ist zwar ein großer Fortschritt, daß Untersuchungsmethoden gefunden sind, durch die sich der gestörte Chemismus nachweisen läßt, aus dem man unter Umständen auf eine Mitbeteiligung des zentralen Stoffwechselorgans Leber schließen kann; dadurch hat sich aber am Geschehen der ernährungsbedingten Zivilisationskrankheiten grundsätzlich nichts geändert. Es sind damit auch keine neuen Erkrankungen entdeckt, sondern lediglich zusätzliche Nachweismethoden gefunden worden.

Grundsätzlich sind verfeinerte diagnostische Maßnahmen selbstverständlich zu begrüßen. Sie sind aber nur dann sinnvoll, wenn sie für die Behandlung des Kranken notwendig und von Nutzen sind. Sie können aber sogar gefährlich werden, wenn sie dazu führen, daß der Kranke daraus falsche und für ihn nachteilige Schlüsse zieht, z. B. daß er unheilbar krank wäre. Dies kann wiederum zur Folge haben, daß eine sinnvolle Behandlung, die in der Beseitigung der Ursachen bestehen müßte, unterbleibt.

Der häufigste Nachteil dieser fehlgedeuteten Blutproben liegt aber darin, daß sie zur Verordnung der üblichen Leberdiät führen, die genau das Gegenteil des Erstrebten bewirkt. Anstatt der Leber alle Wirkstoffe zuzuführen, die sie benötigt, um einen Leberzellschaden reparieren zu können, wird durch die Diät eine Ausheilung verhindert oder ein Schaden überhaupt erst erzeugt.

## Leberspiegelung und Leberpunktion meist entbehrlich

Aufgrund der Tatsache, daß die als Lebertests bezeichneten Blutuntersuchungen keine sichere Aussage über den Funktionszustand und noch weniger über den Grad einer morphologischen Veränderung des Lebergewebes gestatten, hat man zusätzliche Verfahren entwickelt: die sogenannte Leberspiegelung, die Betrachtung der Leberoberfläche mit dem Laparoskop, und die Biopsie, d. h. die mikroskopische Untersuchung

29

eines durch Punktion der Leber gewonnenen Gewebestückchens.

Aber auch diese Methoden lassen erhebliche Fehlschlüsse zu. Denn aus der Betrachtung der Leberoberfläche läßt sich nicht mit Sicherheit schließen, wie weit innere Teile der Leber von einem etwaigen krankhaften Prozeß mitbetroffen sind. Ähnliches gilt von der mikroskopischen Untersuchung des entnommenen Gewebeteils; auch dieser Befund läßt sich nicht ohne weiteres auf die übrigen Leberbezirke übertragen. Zudem wird die mikroskopische Untersuchung an der toten Leberzelle vorgenommen, da das Gewebsstück vorher einer Präparation unterzogen wird.

So sagt z. B. das Vorhandensein von Fett in einer Leberzelle lediglich aus, daß im Augenblick der Untersuchung in der Leberzelle Fett nachweisbar ist. Es wäre aber nicht erlaubt, daraus etwa den Schluß zu ziehen, daß eine krankhafte Fettleber vorliegt. Der Funktionszustand der Leber ist einem ständigen Wechsel unterworfen, so daß aus einem Augenblicksbefund nicht ohne weiteres ein Rückschluß auf den Dauerzustand gezogen werden kann.

Diese für den Kranken nicht gerade angenehmen und nicht ganz harmlosen Untersuchungsmethoden sind zwar, vom wissenschaftlichen

Standpunkt aus gesehen, interessant, sie sind aber nur geeignet, bereits bestehende Schäden festzustellen. Jedenfalls leisten sie keinen Beitrag zu einer Diagnostik, aus der sich zwangsläufig eine Therapie ableiten ließe, die ohne diese Methoden nicht gefunden werden könnte. Auch psychologisch betrachtet haben diese Feststellungen einer angeblich nicht rückbildungsfähigen Schädigung eines Teiles des Lebergewebes für die Führung des Kranken bei der Behandlung mehr Nachteile als Vorteile: Der Kranke zieht aus der Eröffnung, er habe eine „Fettleber" – ein Urteil, das nicht selten nach einer Punktion gefällt wird – den falschen Schluß, nun unheilbar krank zu sein, was nicht gerade dazu beiträgt, ihn von der Notwendigkeit einer richtigen Ernährungsbehandlung zu überzeugen.

## Die Frage:
## Leberschaden oder Vitalstoffmangel?

Eigentlich ist es selbstverständlich, daß Schäden, die durch denaturierte Nahrungsmittel entstehen, sich auch an der Leber – wie an jedem Gewebe – bemerkbar machen müssen. Denn wenn ein Mensch auch ursprünglich die gesündeste Leber hätte, wie soll sie ihre Arbeit verrichten, wenn ihr das nötige Handwerkszeug und Material dazu in Form vollwertiger Nahrung nicht angeboten wird? Natürlich könnte man sich darüber streiten, ob man die dadurch entstehenden Schäden als gestörten Chemismus oder als Lebererkrankung bezeichnen soll.

Für den Fachkundigen mögen diese Unterschiede lediglich den Charakter von Akzentverschiebungen haben, für den Kranken aber, der die Zusammenhänge nicht zu durchschauen vermag und der die ärztlichen Erklärungen wörtlich nimmt, ist es nicht gleichgültig, ob er leberkrank ist oder an den Folgen von Vitalstoffmangel durch falsche Ernährung leidet. Im Hinblick auf die Behandlung ist es für den Kranken besser und treffender, daß er an Stelle von „Leberkrankheit" den Ausdruck „Schaden durch langdauernde Fehlernährung, die sich auch an der Leber (Stoffwechselorgan) auswirkt", setzt.

### ...beantwortet durch Krankengeschichten

Diese Unterscheidung ist nicht so sehr eine akademische Frage; aber für die Praxis ist sie von erheblicher Bedeutung. An zahlreichen Krankengeschichten läßt sich dies zeigen.

Ein Beispiel: Ein junger Mann, der kurz vor

dem Abitur steht und Medizin studieren will, erkrankt an einer Gelbsucht, die sich als Hepatitis infectiosa herausstellt. Da die Eltern vermögend sind und für die Gesundheit ihres Sohnes das Beste tun wollen, sucht er eine renommierte Leberklinik auf. Dort bekommt er die übliche intravenöse Infusionsbehandlung und „Leberdiät" mit Weißbrot, Fabrikzucker, nur gekochten Speisen und wenig Fett.

Unter dieser Behandlung verschwindet zwar allmählich die Gelbfärbung, aber die Enzymreaktionen im Blutserum (Transaminasen) bleiben hoch, d. h. krankhaft verändert. Je höher die Werte steigen, umso strenger wird die „Diät" durchgeführt. Mit Unterbrechung kurzfristiger Entlassungen, wird dies 1½ Jahre durchgeführt, ohne Besserung; die Transaminasen bleiben hoch. Schließlich wird dem Kranken erklärt, es bestehe Gefahr, daß sich eine Leberzirrhose entwickle, so daß ihm vom Absolvieren des Abiturs und vom Medizinstudium abgeraten wird.

Daraufhin kommt der Kranke in das Krankenhaus Eben-Ezer in Lemgo, in dem sofort mit vitalstoffreicher Heilkost begonnen wird. Nach 4 Wochen sind die Transaminasen normal. Der Leber bzw. dem Organismus haben also lediglich die nötigen Vitalstoffe gefehlt, um richtig funktionieren zu können.

Ähnliche Fälle aller Altersstufen liegen aus Klinik und Praxis in großer Zahl vor. Besonders häufig sind sie bei über 50jährigen, die ursprünglich nur wegen uncharakteristischer Beschwerden, vor allem wegen des Nachlassens der körperlichen und geistigen Leistungsfähigkeit, den Arzt aufsuchten. Wenn sich dann bei der internistischen Untersuchung veränderte Blutwerte („Leberproben") finden, wird unter der Annahme, es liege ein „Leberschaden" vor, und in Verkennung der eigentlichen Ursachen, nämlich der vitalstoffarmen Zivilisationskost, zur „Leberdiät" geraten.

Damit beginnt dann die Geschichte des chronischen Leidens: Es tritt keine Besserung ein; meist kommt es zu stetiger Verschlimmerung, die dann mit der Diagnose „Leberzirrhose" entschuldigt bzw. begründet wird. Durch eine konsequent durchgeführte Vollwertkost ist meist eine völlige Normalisierung der Blutwerte zu erreichen, die mit Wiederherstellung der früheren Leistungsfähigkeit einhergeht. Diese Krankheitsverläufe sprechen dafür, daß die „Ursache" nicht primär in einem Leberschaden, sondern in der zivilisatorischen Mangelkost bzw. in der üblichen Leberdiät liegt.

## Gallensteine sind Vorboten der Arteriosklerose und des Herzinfarkts

Aus der chemischen Zusammensetzung der Gallensteine lassen sich noch andere bedeutungsvolle Schlüsse ziehen. Die meisten Steine bestehen aus Cholesterin, Pigment und Kalk. Nun gibt es noch eine andere außerordentlich häufig auftretende ernährungsbedingte Zivilisationskrankheit, bei der ebenfalls die krankhafte Ablagerung von Cholesterin eine wesentliche Rolle spielt, nämlich die Arteriosklerose und eine ihrer bedrohlichsten Folgen, der Herzinfarkt. Schon diese auffallenden gemeinsamen Faktoren für die Bildung der Gallensteine und der Arteriosklerose machen es sehr wahrscheinlich, daß auch gemeinsame Ursachen vorliegen. Dafür spricht auch, daß beide Erkrankungen sich häufig bei demselben Kranken finden. Dabei zeigt sich die Gallensteinbildung meist in einem früheren Lebensalter als die Arteriosklerose.

Für den Kranken, dem diese Zusammenhänge bekannt wären, würde also der Gallenstein ein hervorragendes Warnsignal dafür bedeuten, daß später die Gefahr eines Herzinfarktes bzw. einer Ablagerung von Cholesterin in anderen Gefäßgebieten (Gehirn, Beine, Bauchraum) droht. Dies ist ein weiterer Grund, weshalb es so wichtig ist, daß die Menschen frühzeitig darüber aufgeklärt werden, daß die Gallensteinbildung ernährungsbedingt ist und nicht auf einer ungeklärten Lebererkrankung beruht.

Nicht nur die statistisch erkennbare Parallele zwischen der Häufigkeitszunahme von Gallensteinen (und Leberstörungen) und der Arteriosklerose mit Begleiterscheinungen spricht für die genannten Zusammenhänge, sondern es liegt auch eine erdrückende Menge von wissenschaftlichen Tatsachen vor, die keinen Zweifel daran lassen, daß hier über den Stoffwechsel engste innere Verbindungen bestehen. Das Cholesterinproblem ist bei der Besprechung der Arteriosklerose in Band 5 dieser Buchreihe „Herzinfarkt, Herz-, Gefäß- und Kreislaufkrankheiten"* eingehend erörtert.

Ähnliche Zusammenhänge bestehen auch zwischen diesen Erkrankungen und der Zuckerkrankheit**, was wiederum als Hinweis darauf dienen kann, daß alle ernährungsbedingten Zivilisationskrankheiten eine gemeinsame Grundursache haben müssen.

Auf diese ursächliche Verknüpfung der ver-

---

* emu-Verlag, 5420 Lahnstein
** siehe auch „Diabetes und seine biologische Behandlung" von Dr. med. M. O. Bruker

schiedenen Krankheitsbilder wird hier deshalb immer wieder hingewiesen, weil in der üblichen Krankheitsbetrachtung der Hochschulmedizin diese speziellen Ernährungskomponenten außer acht gelassen werden, was zur Folge hat, daß keine echte Vorbeugung getrieben wird. Die ständige Häufigkeitszunahme z. B. von Gallensteinkranken spricht in diesem Sinne.

Da Gallensteine die Folge von fehlerhafter Gallenabsonderung der Leber sind und diese wiederum die Folge von Ernährungsfehlern ist, ist auch schon klar, daß die Behandlung sowohl der Gallensteine wie die der „Leberschäden" bzw. Leberkrankheiten in den gleichen Maßnahmen besteht, nämlich in der Abstellung der Ernährungsfehler.

## Was Koliken auslösen

Gallensteine können Jahre und Jahrzehnte unbemerkt bestehen. Sie machen an sich keinerlei Beschwerden. Beschwerden treten erst auf, wenn Komplikationen dazutreten; diese bestehen vorwiegend in Entzündung und Verkrampfungen, die zu Steineinklemmung führen können. Eine Steineinklemmung äußert sich meist in einer Kolik. Bei größeren Steinen ist die Möglichkeit, daß sie sich in den engen Gallengängen einklemmen, sehr gering. Diese Gefahr besteht eher bei kleineren Steinen. Deshalb haben manche Steinträger nur am Anfang ihrer Krankheit Koliken, die später aufhören, wenn die Steine größer geworden sind.

Nicht jede Kolik kommt jedoch von Steinen; es gibt auch Koliken aus anderen Gründen, z. B. wenn die Gallenblase sich verkrampft. Dies kann durch Nahrungsfehler oder seelische Spannungen verursacht werden. Eine Gallenblase, die Steine enthält, ist anfälliger gegen Entzündungen und Verkrampfungen. Entzündungen bei gleichzeitig vorhandenen Steinen neigen zu Rückfällen und haben schlechte Heilungstendenz.

Man unterscheide zwischen den Ursachen, die zur Bildung von Gallensteinen führen, und den Faktoren, die bei bereits vorhandenen Steinen eine Kolik auslösen. Die Bildung von Steinen setzt eine langfristige Fehlernährung mit raffinierten Kohlenhydraten bei gleichzeitigem Mangel an naturbelassenen Fetten voraus. Dabei werden erfahrungsgemäß pigmentreiche und braunäugige Personen bevorzugt befallen. Niemals aber entstehen Gallensteine durch seelische Belastungen; sie sind rein ernährungsbedingt. Demgegenüber kann eine Gallenkolik ebenso durch augenblickliche Ernährungsfehler wie durch seelische Belastungen, chemische Stoffe (wie Arzneimittel) oder mechanische Momente (z. B. längeres Bücken) ausgelöst werden. Dabei ist bemerkenswert, daß der Fabrikzucker in der Kombination mit Auszugsmehlen, wie es im Kuchen der Fall ist, sowohl der Hauptverursacher von Gallensteinen als auch der Hauptauslöser von Gallenkoliken ist. Als Auslöser von Koliken kommen aber, was den Nahrungsanteil betrifft, noch zahlreiche andere Nahrungsmittel in Frage; vor allem sind es bestimmte Kombinationen von einzelnen Nahrungsmitteln, die zu Unverträglichkeiten führen. Bei der Besprechung der Ernährungsbehandlung wird hierauf näher eingegangen.

## Bei Stuhlverstopfung finden sich häufig Gallensteine

Da der Gallenstein langjährige Zivilisationskost voraussetzt, ist er außerordentlich häufig mit ernährungsbedingten Störungen der anderen Bauchorgane vergesellschaftet. Hier ist an erster Stelle die Stuhlverstopfung zu nennen. Die Gallenblase, die Gallengänge und die übrigen an der Verdauung beteiligten Organe sind eine funktionelle Einheit. Sie werden u. a. vom selben vegetativen Nervensystem gesteuert.

Eine Trägheit der Darmtätigkeit bedeutet auch eine Trägheit des Gallenflusses, und die meisten Medikamente, die den Darm anregen, regen auch die Tätigkeit der Gallenblase und der Gallengänge an. Aus diesem Grunde enthalten fast alle sog. Gallenmittel auch Abführmittel, was dem Kranken meist nicht bekannt ist. Diese funktionelle Einheit von Darm- und Gallenblasen-Gallengangsystem erklärt auch, weshalb die Ernährungsbehandlung bei Erkrankungen der Gallenblase und Gallenwege haargenau dieselbe ist wie die der Verstopfung. Ist die Nahrung so eingestellt, daß die Darmtätigkeit in Ordnung ist, dann kann mit Sicherheit damit gerechnet werden, daß auch das Gallensystem funktioniert.

### Gallensteine äußern sich häufig als „Magen"beschwerden

Störungen im Gallensystem gehen aber auch ebenso häufig mit Magenstörungen einher, ja sie äußern sich sogar häufig nur in „Magen"beschwerden. Es ist nicht selten, daß die einzigen Symptome einer Störung des Gallensystems in

Unpäßlichkeit, in Druck und Völlegefühl in der Magengegend oder in Aufstoßen bestehen und daß erst eine Kolik den wahren Charakter der Erkrankung aufdeckt. Überhaupt werden die Beschwerden bei den verschiedenartigsten Störungen im Bauchraum häufig in die Gegend des Sonnengeflechtes projiziert, die der Kranke im allgemeinen als Magengegend bezeichnet. Deshalb verbergen sich hinter den sog. Magenbeschwerden zusätzlich alle möglichen anderen Störungen im Bauchraum wie von seiten der Bauchspeicheldrüse, des Dünn- und Dickdarms, der Leber, des Gallensystems und der Gefäße.

# Die Ernährungsbehandlung der Organe des Bauchraums

Die Verdauungsorgane Leber, Gallenblase, Magen, Dünndarm, Bauchspeicheldrüse und Dickdarm bilden, wie schon gesagt, eine funktionelle Einheit. Da die Krankheiten dieser Organe, was den Nahrungsanteil betrifft, dieselben Ursachen haben, erscheint es zur Vermeidung unnötiger Wiederholungen zweckmäßig, die Ernährungsbehandlung aller Erkrankungen der Bauchorgane gemeinschaftlich zu besprechen. Falls bei einzelnen Erkrankungen noch spezielle Verordnungen zu beachten sind, werden sie im entsprechenden Kapitel gesondert erwähnt.

Die Ernährungsbehandlung sämtlicher Krankheiten der Verdauungsorgane in diesem Kapitel, das den Leber- und Gallenblasenerkrankungen gewidmet ist, abzuhandeln, erscheint deshalb sinnvoll, weil sich das Grundsätzliche der richtigen Nahrungsmittelkombination bei den Leber- und Gallenblasenerkrankungen am folgerichtigsten ableiten läßt, da es sich bei ihnen um klassische ernährungsbedingte Zivilisationskrankheiten handelt. Dementsprechend sind auch die Erfolge der Ernährungsbehandlung bei den Gallenkranken besonders deutlich ablesbar.

## Das Prinzip der Heilkost

Grundsätzlich muß die Nahrung zwei Forderungen erfüllen. Sie muß einerseits vollwertig sein, damit dem Organismus alles zugeführt wird, was er zur Heilung benötigt, und andererseits muß sie vom Kranken auch vertragen werden. Diese beiden scheinbar unvereinbaren Bedingungen zu vereinigen, bedeutet die Lösung des Ernährungsproblems schlechthin und somit auch die Klärung der Ernährungsfrage bei den Krankheiten der Verdauungsorgane. Dadurch sind diese Krankheiten nicht mehr wie bisher aus dem Rahmen einer notwendigen Vollwertkost ausgeschlossen, für die in Zukunft nicht mehr der mißverständliche Begriff „Diät" verwendet werden sollte; denn dieser hat durch den einseitigen „Schonkost"charakter der Diät in der Vergangenheit eine berechtigte Abwertung erfahren.

Aus der Vereinigung beider Forderungen, der Vollwertigkeit und der guten Verträglichkeit, ergibt sich die *Heilkost*. In der Praxis sieht sie folgendermaßen aus:

*Die 1. Forderung, die nach dem Vollwert, wird erfüllt durch das Vollkornbrot, den Frischkornbrei, das rohe Obst, die Frischkostvorspeise und naturbelassene Fette.*

*Die 2. Forderung, die nach der guten Verträglichkeit, wird erfüllt durch die Vermeidung von Fabrikzucker, gekochtem und eingemachtem Obst und aller Säfte aus Obst und Gemüse, gleichgültig ob sie selbst hergestellt oder gekauft sind.*

## Die Verträglichkeit der einzelnen Speisen ist abhängig von der Kombination

Das Grundsätzliche des Verträglichkeitsproblems läßt sich am besten an einem einfachen Bild erläutern: Wenn in einem Orchester von 20 Musikern 19 richtig spielen und nur einer falsch, so ist das ganze Konzert verdorben. Wählen wir in einer Kostform, die aus 20 Einzelnahrungsmitteln besteht, 19 richtig aus und ein einziges Nahrungsmittel ist falsch, d.h. es paßt nicht dazu, so wird die ganze Kostform nicht vertragen. Das Leidige dabei ist, daß der Kranke nicht feststellen kann, welches unter den 20 Nahrungsmitteln die Beschwerden hervorgerufen hat, und deshalb meist das falsche beschuldigt.

Nehmen wir als Beispiel das Vollkornbrot, dem besonders gern Unverträglichkeit nachgesagt wird, so gilt nach dem oben Gesagten, daß man nicht Vollkornbrot verordnen darf, ohne gleichzeitig die übrige Kost so zu gestalten, daß das Vollkornbrot dazu paßt. Wir dürfen daher nicht sagen, der Kranke verträgt kein Vollkornbrot, sondern wir müssen sagen, im Rahmen seiner derzeitigen Gesamtkostform verträgt der Kranke kein Vollkornbrot. Was für das Vollkornbrot als Beispiel gesagt ist, gilt entsprechend für jedes Nahrungsmittel. Es gibt demnach keine absolute Unverträglichkeit eines einzelnen Nahrungsmittels, sondern nur eine relative im Rahmen einer Gesamternährung. Wird dieser Grundsatz einer richtigen Kombinationsdiätetik nicht streng beachtet, so wird die Durchführung einer vollwertigen Heilkost an der Unverträglichkeit scheitern.

Im einzelnen ergeben sich folgende Maßnahmen:

## I. Nahrungsmittel, die zu meiden sind

4 Gruppen von Nahrungsmitteln müssen gemieden werden, und zwar mindestens 4 Wochen, damit der Übergang von der Zivilisationskost

auf die Heilkost bestimmt ohne Schwierigkeiten vonstatten geht:

1.) Jeder *Zucker, der in der Fabrik hergestellt wird*. Dazu rechnet der weiße und braune Rohrzucker, d. h. der tägliche Gebrauchszucker, der Traubenzucker, der Fruchtzucker, der Malzzucker, Milchzucker, Ur-Zucker, Zuckerkonzentrate wie Ahornsirup, Sirup, Birnendicksaft, Apfeldicksaft, Sucanat, Melasse, sog. „naturreiner" Voll-Rohrzucker usw. In der Übergangszeit empfiehlt es sich, sogar den Honig zu meiden. Werden Nahrungsmittel genommen, die auch nur Spuren dieser Fabrikzuckerarten enthalten, so werden hochempfindliche Kranke die notwendige Frischkostzulage und Vollkornprodukte sicher mit Unverträglichkeitserscheinungen beantworten, meist in Form von Aufgetriebenheit und Gasbildung. In der absoluten Vermeidung des Fabrikzuckers liegt das Wesentliche des Erfolgs der Heilkost. Wer glaubt, diesen Punkt nicht ganz streng nehmen zu müssen, wird trotz noch so sorgfältiger Beachtung aller anderen Ernährungsvorschriften immer wieder Mißerfolge haben.

2.) *Alle Auszugsmehlprodukte*. Dazu gehören die Brote, die im norddeutschen Raum Graubrot und im süddeutschen Schwarzbrot heißen, des weiteren Weißbrot, weiße Brötchen, Teigwaren, Kuchen, süßes Backwerk, Pudding, geschälter Reis und ähnliches. Die Kombination von Fabrikzucker und Auszugsmehl ist besonders gefährlich. Es gibt Kranke, bei denen Kuchen wie „Gift" wirkt.

3.) Alle *Säfte von Obst und Gemüse*, gleichgültig ob selbst frisch gepreßt oder fertig gekauft, und *eingemachtes und gekochtes Obst.* Auch ungesüßtes gekochtes Obst ist nicht erlaubt, da die Erfahrung gezeigt hat, daß bei vielen Gallen- und Darmgestörten das Obst, das innerhalb einer Woche mal roh, mal gekocht genossen wird, Unverträglichkeiten hervorruft, selbst wenn zwischen dem Genuß des Obstes in der rohen und in der gekochten Form 3 Tage dazwischen liegen. Da aber der Genuß von rohem Obst jeder Art (auch Steinobst!) notwendig ist, muß gekochtes Obst strikt gemieden werden. In den üblichen Diätvorschriften für Gallenblasenkranke stehen natürlich alle diese Vorschriften genau umgekehrt. Man lasse sich dadurch nicht irre machen; denn gekochtes Obst paßt wohl in den Rahmen einer Kost mit Auszugsmehl aber nicht in eine vitalstoffreiche Vollwertkost.

4.) *Alle denaturierten Fette.* Dazu rechnen besonders die gewöhnlichen Öle und Margarinen.

## II. Lebensmittel, die unbedingt nötig sind

Die Lebensmittel, die unbedingt verzehrt werden müssen, lassen sich wiederum in 4 Gruppen einteilen:

1.) *Vollkornbrote,* und zwar abwechselnd verschiedene Sorten. Das tägliche Brot muß Vollkornbrot sein. Aber auch die Brötchen und die anderen Backwaren müssen aus Vollkornmehl hergestellt sein.

2.) Täglich muß ein *Frischkorngericht* genossen werden, entweder in Breiform oder in Form gekeimten Getreides nach Evers. Für die Erzielung eines sicheren Behandlungserfolges ist das Frischkorngericht unerläßlich. Hier sind die Rezepte:

## Rezept für Frischkornbrei

Er wird aus einer Mischung von Roggen und Weizen oder aus Weizen allein hergestellt. Es kann auch Weizen, Roggen, Hafer, Gerste, Hirse gemischt werden. Von dieser Mischung werden 3 Eßlöffel durch eine Kaffee- oder Getreidemühle grob geschrotet. Das Mahlen muß jedesmal frisch vor der Zubereitung vorgenommen werden. Dabei spielt es keine Rolle, ob die Getreidemühle mit Mahlsteinen oder einem Stahlmahlwerk arbeitet.

Nicht auf Vorrat mahlen!

Das gemahlene Getreide wird mit ungekochtem, kaltem Leitungswasser zu einem Brei gerührt und mehrere Stunden (bis zu zwölf) stehengelassen. Die Wassermenge wird so berechnet, daß nach der Quellung nichts weggegossen zu werden braucht. Nach etwa fünf bis zwölf Stunden wird dieser Brei genußfähig gemacht durch Zusatz von frischem Obst (je nach Jahreszeit), Zitronensaft, 1 Teelöffel Honig (nur manchmal, regelmäßig Honig kann Karies erzeugen), 1 Eßlöffel Sahne, geriebenen Nüssen, nach Art des Bircher-Benner-Müslis.

Solange verfügbar, sollte man immer einen Apfel hineinreiben und sogleich untermischen. Der geriebene Apfel macht den Frischkornbrei besonders luftig und wohlschmeckend.

Statt dieser Zubereitung kann der Frischkornbrei auch mit Joghurt, Milch oder Sauermilch zubereitet werden. In diesem Falle müssen die anderen Zutaten wegbleiben, da die Kombination bei Darmempfindlichen Unverträglichkeit hervorrufen kann. Es ist ohne Belang, zu welcher Tageszeit dieser Brei genossen wird.

Zu Ehren von Bircher-Benner wurde der Frischkornbrei lange Zeit als *Müsli* bezeichnet. Da aber neuerdings auch Fertigmüsli in den Handel gebracht werden, denen die Vorteile des frisch zubereiteten Gerichts fehlen, soll der Frischkornbrei nicht mehr als „Müsli" bezeichnet werden, um den wichtigen Unterschied deutlich zu machen.

## Die Frischkornmahlzeit nach Evers

3 Eßlöffel Roggen *oder* Weizen (keine Mischung) werden über Nacht (etwa 12 Stunden) mit ungekochtem, kaltem Wasser eingeweicht. Am Morgen werden die Körner in einem Sieb mit frischem Wasser gespült. Tagsüber bleiben sie trocken stehen. In der zweiten Nacht werden sie wieder mit Wasser übergossen, am nächsten Morgen wieder gespült. Dieser Vorgang wird so lange fortgesetzt (im Durchschnitt 3 Tage), bis die Körner keimen und die Keimlinge ca. 1/3 cm lang sind. In der Keimzeit sollen die Körner möglichst bei Zimmertemperatur stehen (d. h. nicht zu kalt und nicht zu warm). Diese gekeimten Körner können mit Zutaten versehen werden, wie beim Frischkornbrei angegeben. Sie sind gründlich zu kauen.

3.) Die Nahrung muß täglich einen möglichst großen Anteil von *rohem Gemüse und rohem Obst* enthalten. Der Anteil soll mindestens ein Drittel der Gesamtnahrung ausmachen. Je größer der Frischkostanteil ist, desto größer ist der Heilwert.

## Zubereitung der Frischkost

### Über der Erde gewachsen:

*Blattsalat:* etwas zerschnitten, mit Sahne, Öl, Zitrone und grünen Kräutern.

*Blumenkohl:* fein gerieben, mit Nüssen, Kokosflocken und süßer Sahne.

*Gurken:* mit der Schale in feine Scheiben geschnitten, mit Bioghurt, Öl, Dill, Petersilie, Schnittlauch, auch mit Tomatenscheiben.

*Kohlrabi:* mit Öl, grüner Petersilie und Zwiebeln oder mit süßer Sahne und gemahlenen (gehackten) Nüssen.

*Kürbis:* mit Roter Bete gerieben, mit Äpfeln, Nüssen, Sauermilch.

*Rotkohl:* fein geschnitten, mit Öl, Zitrone, Äpfeln.

*Sauerkraut:* entweder ohne Zutaten oder mit etwas Sonnenblumenöl, feingeschnittener Zwiebel, geriebenem Meerrettich.

*Spinat:* in feine Streifen geschnitten, mit Öl, Zitrone und Zwiebeln.

*Tomaten:* in Scheiben, mit Öl und Zwiebeln oder Schnittlauch.

*Weißkohl:* fein gewiegt, mit Öl, Zitrone, Schnittlauch.

*Obstsalat:* aus Obst der Jahreszeit und Südfrüchten, eventuell mit gehackten Nüssen und geschlagener Sahne.

## Unter der Erde gewachsen:

*Möhren:* entweder gerieben, mit geriebenen Äpfeln, gemahlenen Nüssen und Zitronensaft, oder als Salat zu Streifen geraspelt, oder in feine Scheiben geschnitten (gehobelt) mit feingeschnittener (gehackter) Zwiebel, Öl, Zitrone, Schnittlauch und Petersilie.

*Pastinaken:* fein gerieben, mit Zitrone, süßer Sahne, gehackten oder gemahlenen Nüssen oder als Salat wie Möhren.

*Rettich und Radieschen:* in feine Scheiben geschnitten, mit etwas Voll-Meersalz und grüner Petersilie, Schnittlauch, Dill.

*Rote Bete:* fein gerieben, mit Äpfeln, Zitrone, saurer Sahne (auch Sauermilch oder Bioghurt) und Nüssen.

*Schwarzwurzeln:* fein gerieben, vermengt mit süßer Sahne und Kokosflocken.

*Sellerie:* fein gerieben, mit Äpfeln, Nüssen, süßer Sahne.

*Steckrüben:* fein gerieben, mit Sahne, Zitrone, Öl, Petersilie.

*Topinambur:* grob gerieben, mit etwas Öl und Nüssen.

Die Rezepte stellen lediglich Vorschläge dar, die nach persönlichem Geschmack selbstverständlich abgewandelt werden können. Nur die Verwendung von Fabrikzucker, auch in kleinsten Mengen, ist nicht erlaubt.

Daß die Salate gut schmecken, ist eine wichtige Forderung. Denn was mit Abneigung gegessen wird, verursacht Störungen. Und da die Frischkostzulage das ganze Leben lang gegessen werden muß, ist die schmackhafte und abwechslungsreiche Zubereitung ganz besonders wichtig.

Was die *Zusammenstellung der einzelnen Gemüse* betrifft, so empfiehlt es sich, den Regeln Bircher-Benners zu folgen und möglichst zwei über der Erde und zwei unter der Erde wachsende Pflanzenteile zu kombinieren. Dies hat neben der ernährungsphysiologischen Notwendigkeit noch den Vorteil, daß durch die verschiedenen Farben auch das Auge angesprochen wird. Eine entsprechende Aufmachung und Garnierung muß die Rohkostplatte „vollenden".

## Wieviel Frischkost ist täglich nötig?

Auch die Beantwortung dieser Frage ist davon abhängig, wie schwer die Erkrankung ist und wie hoch der einzelne seine Gesundheit einschätzt. Die grobe Regel lautet: *Je schwerer die Krankheit, um so größer der Frischkostanteil.* Für schwere chronische, bisher unbeeinflußbare Fälle, die infolge lange Zeit durchgeführter klassischer Leber- oder Gallendiät in starken Vitalstoffmangelzustand geraten sind, ist eine reine mehrwöchige Frischkostbehandlung, am besten in einer entsprechenden Klinik, die Methode der Wahl. Zur Erhaltung des erzielten Erfolges muß für immer etwa ⅓ der täglichen Nahrungsmenge in Form von Frischkost genossen werden, dabei ist der Frischkornbrei und das rohe Obst mit einbegriffen. Wer mehr für die Gesundheit tun will, kann das Verhältnis von Frischkost zu Kochkost beliebig erhöhen; wer weniger für die Gesundheit tun will, kann natürlich den Frischkostanteil kleiner halten.

4.) Notwendig ist schließlich der Verzehr von *naturbelassenen Fetten*, d. h. von Butter und sogenannten kaltgeschlagenen Ölen.


## Welche Fettarten sind nötig?

Was dem Leber- und Gallenblasenkranken nicht einleuchten will, ist auch die Tatsache, daß er Fett essen darf. Um rasch gesund zu werden, *muß* er sogar Fett essen. Die Frage ist nur, *welches* Fett. Wegen der Wichtigkeit der Fettfrage sei nochmals betont: Alle „toten" Fette sind nicht erlaubt, d. h. alle Margarinen und auf chemischem Wege extrahierten Öle, z. B. die gewöhnlichen Speise- und Salatöle. Die Fette sollen naturbelassen sein.

Wollte man eine Rangordnung aufstellen, so käme zuerst die Naturbutter oder Sahne aus unpasteurisierter Milch, dann die pasteurisierte Butter und Sahne, dann die sogenannten kaltgeschlagenen Öle, dann die Reformhausmargarinen, danach der ungekochte Speck, dann der gekochte Speck und das Schmalz und schließlich die Margarine.

Die naturbelassenen Fette sind nötig, um die Zufuhr der fettlöslichen Vitamine und der hochungesättigten Fettsäuren zu garantieren.

Bei den Leber- und Gallenblasenkranken kommt nun aber aus Verträglichkeitsgründen eine weitere Forderung hinzu: Die Fette dürfen nicht mit den anderen Speisen zusammen erhitzt werden. Wenn z. B. Gemüse zusammen mit irgendeinem Fett, ob naturbelassen oder nicht, gekocht wird, zieht das Fett in die Poren des Gemüses ein. Dadurch wird das Gemüse schwerer verträglich, bekommt eine längere Verweildauer im Magen und benötigt zur Emulgierung und Herauslösung des Fettes aus dem Inneren des Gemüses mehr Galle, als wenn das Fett nach dem Kochprozeß zugesetzt wird.

Ein Kranker, der wenige Tage zuvor eine Gallenkolik gehabt hat, kann daher, um ein Beispiel zu wählen, ohne weiteres ein Stück rohen Speck auf Vollkornbrot essen, und es werden nicht die geringsten Beschwerden auftreten. Er darf aber kein Gemüse essen, in dem Speck gekocht war, auch wenn er den Speck selbst nicht ißt. (Es ist außerdem natürlich wenig sinnvoll, naturbelassene Fette zu verwenden und sie zu erhitzen.)

Auch Pfannengerichte, in denen das Fett in die gebratenen Speisen hineinzieht, sind bei allen Erkrankungen der Verdauungsorgane nicht anzuraten; aus demselben Grund sind auch fette Streichwürste und aufgewärmtes Gemüse, dem ursprünglich das Fett nach dem Kochprozeß zugesetzt war, nicht bekömmlich. Fleisch kann jedoch – was die Verträglichkeit betrifft – ohne Sorge auch als Braten genossen werden, da in diesem Fall kein Fett in das Fleisch hineinzieht, sondern es eher herausgebraten wird. Die Bratensauce, die mit Zwiebeln oder einer Einbrenne zubereitet wird, darf dagegen nicht genossen werden. Da leider den meisten Kranken das Umgekehrte geraten wird, nämlich, den Braten zu meiden und die Sauce zu verwenden, sei darauf besonders hingewiesen.

Die weitaus *beste Verträglichkeit* hat das Naturfett, das seit Tausenden von Jahren ohne Schaden vom Menschen verwendet wird, die *Butter*. Das Milchfett ist das Fett, das jeder Mensch in den ersten Monaten seines Lebens ausschließlich zu sich nimmt, und es ist das einzige Fett, das direkt, ohne daß eine chemische Umwandlung nötig ist, von der Körperzelle verwendbar ist.

## Die Fettmenge

Nun noch ein Wort zur *Fettmenge*. Die Sorge vor zu viel Fett, das immer wieder als Ursache für Arteriosklerose und Herzinfarkt genannt wird, ist unberechtigt. Das Fett ist nur schädlich, wenn in der Gesamtnahrung die Vitalstoffe fehlen, die nötig sind, um das Fett unschädlich abzubauen, d.h. wenn es sich um „tote" Fette handelt und die übrige Nahrung isolierte Kohlenhydrate enthält. Es kommt, falls naturbelassene Fette benützt werden, nur auf das richtige Verhältnis zu den übrigen Nährstoffen an, nicht auf die absolute Menge! In der Praxis heißt dies, daß z.B. ein Mensch, der eine mit Butter mäßig bestrichene Scheibe Vollkornbrot ißt, Fett und Kohlenhydrate in demselben Verhältnis zu sich nimmt, wie wenn er fünf Scheiben Butterbrot ißt. Ißt er mehr vollwertige Kohlenhydratträger, kann er im selben Verhältnis auch mehr vollwertiges Fett essen. Aber diese Regel gilt nur für ganzheitliche Lebensmittel, nicht für Fabriknahrungsmittel. Deshalb benötigen Naturvölker keine Ernährungslehre, sondern nur ausreichende Mengen an Lebensmitteln.

### Wenn rohes Obst nicht vertragen wird

Nicht weniger verwundert ist der Gallenkranke, daß er rohes Obst essen soll, wo doch bisher rohes Obst verboten und nur gekochtes Obst erlaubt war. Rohes Obst ist nicht nur erlaubt, sondern für den Erfolg notwendig; ob es vertragen wird oder nicht, ist wiederum nicht von der Art des Obstes abhängig, sondern davon, ob die übrige Kost frei ist von gekochtem oder eingemachtem Obst, Säften aller Art und Fabrikzukker.

Hat der Kranke z. B. am Sonntag Apfelkompott gegessen, kann er am Mittwoch nach dem Genuß eines rohen Apfels Beschwerden bekommen. Rohes Obst und gekochtes Obst im Rahmen *einer* Kostform vertragen sich nicht; der Kranke muß entweder auf das rohe oder auf das gekochte Obst verzichten; da aber das rohe zur Heilung nötig ist, muß eben das gekochte Obst gestrichen werden.

Diese Regel ist rein aus der Erfahrung gewonnen, eine sichere Begründung gibt es noch nicht. Die Beobachtung, daß die nachteilige Wirkung meist erst nach mehreren Tagen einsetzt, legt die Vermutung nahe, daß bei dem Vorgang die *Darmflora* beteiligt ist.

Auch die übliche Unterteilung in Steinobst und Kernobst, wobei das Steinobst schlechter verträglich sein soll, besteht nicht zu Recht. Eine gründliche Nachprüfung hat ergeben, daß das Steinobst genauso hervorragend vertragen wird wie jedes andere rohe Obst, wenn nur die Stö-

renfriede (gekochtes Obst, Säfte und Fabrikzukker) aus der übrigen Nahrung verbannt bleiben.


## Frischkost voraus

Schließlich ist noch zu beachten, daß das rohe
Obst nicht als Nachtisch gegessen wird, sondern
vor den gekochten Speisen bzw. als Mahlzeit für
sich. Dieselbe Regel gilt bekanntlich auch für das
rohe Gemüse: „Frischkost voraus". Je empfind-
licher der Kranke ist und je sicherer der Erfolg
sein soll, um so strenger muß diese Regel eingehalten werden. Der Gesunde kann selbstverständlich grünen Salat und andere Salate zu Kar-
toffeln oder anderen gekochten Gerichten essen,
ohne daß er Beschwerden bekommt. Bei Kranken aber, die unter Umständen schon seit Jahren
bei ihrer einseitigen gesundheitsschädlichen
Schonkost alles Rohe gemieden haben, tut man
gut, in der Übergangszeit den Frischkostanteil
streng vor dem Gekochten zu verabreichen.
Auch dann tritt leider immer noch vorübergehend vermehrte Gasbildung auf, die aber keine
Beschwerden macht.
   Die Neigung zur Gasbildung in einer Kostform, die sowohl Rohes wie Gekochtes enthält,
ist ein weiterer Grund, weshalb die Vermeidung

von Fabrikzucker mindestens in der Anfangszeit strengstens durchgeführt werden muß. Der Kranke kann sich sonst unter Umständen vor Blähungen nicht retten und beschuldigt wiederum zu unrecht die Frischkost anstatt den Fabrikzucker. (Näheres über Blähungen s. S. 169.)

## Die Ernährung bei Schwerkranken

Aus dem bisher Gesagten wird verständlich, daß bei Schwerkranken die sicherste, heilsamste und verträglichste Kost die *reine Frischkost* ist. Bei dieser strengen Form gibt es überhaupt keine Unverträglichkeitserscheinungen, wenn wir davon absehen, daß sie durch eine grundsätzliche Abneigung gegen Frischkost entstehen können, die psychische Hintergründe hat.

Diese nicht so seltene Ablehnung alles Rohen kann sehr verschiedene Gründe haben. Sie kann einfach auf mangelnder Gewöhnung durch frühzeitige Erziehungsfehler beruhen; wir sprechen ja deshalb von Eßgewohnheiten. Oft spielen aber ängstliche Vorstellungen eine Rolle, die darauf zurückzuführen sind, daß von der Lehrmedizin die Unverträglichkeit alles Rohen bei allen Krankheiten der Verdauungsorgane unermüdlich eingepaukt wird.

Bei manchen hat die mehr unbewußte Ablehnung ihren Grund in der Vorstellung, in der Frischkost sitze keine Kraft, man könne von ihr nicht leben und käme von Kräften. Auch diese Vorstellungen sind ursprünglich nicht eigenes Gedankengut des Patienten, sondern ebenfalls die Folgen der alten Ernährungslehre, wie in Band 1 dieser Buchreihe „Unsere Nahrung – unser Schicksal" ausführlich erklärt ist.

Bei manchen spielt auch die Angst, durch die Frischkost den Eiweißbedarf nicht decken zu können, eine Rolle. Dies sind ebenfalls meist Kranke, die ihre Unbefangenheit durch zu viel Beschäftigung mit der „wissenschaftlichen" Ernährungslehre verloren haben. (Zur Eiweißfrage siehe Seite 63).

Es ist aber erstaunlich, daß auch bei einem großen Teil dieser anfangs Ablehnenden bei geduldiger Führung und ausreichender Aufklärung nach wenigen Wochen eine solche Umgewöhnung möglich ist, daß sie die Frischkost nicht mehr missen möchten.

## Die Verträglichkeit von Kohl und Hülsenfrüchten

Ganz besonders wichtig erscheint auch noch der Hinweis, daß bei allen Krankheiten der Verdauungsorgane, also nicht nur bei Krankheiten der Leber und des Gallensystems, die sonst immer verbotenen *Kohlarten* und *Hülsenfrüchte* wieder genossen werden müssen. Sie sind eine notwendige Ergänzung zu den anderen Gemüsen. Ihre Verträglichkeit ist wiederum von zwei Punkten abhängig, und zwar erstens von der richtigen Zubereitung: das Fett oder mit Fett durchsetztes Fleisch darf nicht mitgekocht werden, sondern wird nach dem Kochen zugesetzt. Der zweite Punkt besteht in der Vermeidung von Fabrikzucker, Auszugsmehlen, gekochtem Obst und Säften. Alle Kohlarten werden weitaus am besten in roher Form als Salat vertragen.

## Zur Eiweißfrage

Obwohl in Hinsicht auf die Verträglichkeit die Frage „Fleisch oder kein Fleisch" bei Erkrankungen der Verdauungsorgane ohne Belang ist, so ist die vegetarische Frage doch aus einem anderen Grund von Bedeutung.

In der herkömmlichen Ernährungslehre wurde nur tierisches Eiweiß als vollwertig angesehen. Als Folge dieser irrigen Vorstellung wird in den heute üblichen Diäten für Leberkranke relativ viel tierisches Eiweiß empfohlen. Für den Vegetarier bedeutet dies, daß er glaubt, anstelle der Fleischwaren viel Quark essen zu müssen, um seinen Eiweißbedarf zu decken.

Es soll hier nicht das vegetarische Problem erörtert werden; dies ist in Band 1 dieser Buchreihe „Unsere Nahrung – unser Schicksal" ausreichend geschehen. Für die Ernährung der Leberkranken ist lediglich von Bedeutung, daß ein Überangebot von Eiweiß, gleichgültig ob dies durch Fleisch, Wurst, Fisch, Eier, Käse oder Quark zustandekommt, von Nachteil ist.

Hingegen ist in natürlichen ganzheitlichen Lebensmitteln pflanzlicher Herkunft genug vollwertiges Eiweiß enthalten, um die Aufrechterhaltung eines gesunden Stoffwechsels zu sichern. Voraussetzung ist allerdings, daß die Lebensmittel nicht über 43 Grad erhitzt sind und daß die Kost Vollkornprodukte enthält.

Aus eingeimpfter Angst vor Eiweißmangel täglich 1 Pfund Quark und mehr zu essen, wie man es oft gerade bei Vegetariern findet, bedeutet besonders für Leberkranke eine nachteilige Belastung. Gegen mäßige Mengen Quark ist natürlich nichts einzuwenden, falls nicht außerdem täglich größere Mengen Milch oder andere tierische Produkte genossen werden.

Man bedenke, daß auch der Quark, dessen

Verzehr in letzter Zeit von allen Seiten empfohlen wird, ein Teilnahrungsmittel ist wie der Fabrikzucker oder die Auszugsmehle. Der Säugling trinkt ja die ganze Milch und nicht nur den Eiweißanteil (Quark) oder den Fettanteil (Butter). Angesichts des derzeitigen „Quarkrummels" erscheint mir dieser Hinweis notwendig.

Auf eine einfache Formel gebracht: Wer sich an die beschriebene Vollwertkost hält, braucht sich um die Deckung des Eiweißbedarfs keine Sorgen zu machen.

## III. Die erlaubten Speisen

Neben der Gruppe der zu meidenden Nahrungsmittel und der Gruppe derjenigen Lebensmittel, die unbedingt genossen werden müssen, bleibt noch die große Gruppe der erlaubten Speisen. Vielleicht ist es nötig, ausdrücklich zu erwähnen, daß alle Speisen, die nicht als zu meidende vermerkt sind, selbstverständlich verwendet werden dürfen, ja sollen. Denn die Kost soll *abwechslungsreich* sein. Da die Liste der zu meidenden Speisen, bei denen es sich zudem nicht um wertvolle Lebensmittel handelt, sehr klein ist, wird verständlich, weshalb die Heilkost im Hinblick auf ihre besondere Vielseitigkeit und Vollwertigkeit nicht als Diät bezeichnet werden darf. Sie ist eine Vollwertkost.

## Die Genußmittel

*Bohnenkaffee, Tabak und Alkohol* passen schlecht zu einer Heilkost; die Vermeidung dieser Genußmittel ist mindestens in den ersten Wochen des Übergangs in strenger Form notwendig, um den Erfolg nicht in Frage zu stellen. Die Röstprodukte und die Chlorogensäure des *Kaffees* wirken bei Erkrankungen der Verdauungsorgane nachteilig, während das Koffein hier weniger stört. Säurefreie Kaffeesorten sind hier zu bevorzugen.

Es ist bekannt, daß der *Alkohol* eine leberzellschädigende Wirkung hat. Bei Lebererkrankungen ist seine strenge Vermeidung daher notwendig. Bei den anderen Erkrankungen ist ein gelegentlicher Genuß ohne Schaden, solange der Charakter als Genußmittel gewahrt bleibt. Regelmäßiger Alkoholverbrauch – hier handelt es sich nicht mehr um „Genuß" – ist in keinem Fall gesundheitsfördernd; trotzdem spielt der Alkohol als Ursache der ernährungsbedingten Massenkrankheiten im Vergleich zum Fabrikzucker und den Auszugsmehlprodukten eine untergeordnete Rolle.

Damit soll nicht der Alkoholkonsum befürwortet, sondern lediglich noch einmal darauf hingewiesen werden, daß die Gefahr durch die regelmäßig in großen Mengen genossenen Fabriknahrungsmittel deshalb so groß ist, weil diese allgemein als harmlos betrachtet werden. Würde allerdings der Alkohol vom Säuglingsalter an so regelmäßig als Nahrungsmittel benützt wie die Auszugsmehle und der Fabrikzucker, dann würde er keinen geringeren Schaden anrichten. Der Unterschied besteht nur darin, daß die Schädlichkeit des Alkohols allgemein bekannt ist, während dies bei den Fabriknahrungsmitteln nicht der Fall ist.

Das *Nikotin* hat auf die Leber keine direkte Wirkung; als Giftstoff, der besonders in die vegetativen Regulationen eingreift, stört es dagegen den Rhythmus der Magen-Darmtätigkeit und des Gallensystems.

## Umstellung auf Heilkost völlig risikolos

Da die hier empfohlene Ernährungsweise im krassen Kontrast steht zu den bisherigen Verordnungen, ist es verständlich, daß der Kranke mit großer Skepsis an die für ihn gefährlich anmutende Umstellung herangeht. Deshalb soll mit aller Deutlichkeit ausgesprochen werden, daß die Durchführung dieser Kost mit keinerlei Risiko verknüpft ist.

Aufgrund der Erfahrung an unzähligen Schwerkranken und Hochempfindlichen kann die Versicherung, ja sogar die Garantie ausgesprochen werden, daß alle Befürchtungen einer etwaigen Verschlimmerung von Beschwerden oder irgendeiner Komplikation völlig unbegründet sind. Im Gegenteil, je schlimmer und hoffnungsloser der Zustand, um so weniger ist eine denaturierte, unnatürliche und aus Fabriknahrungsmitteln bestehende minderwertige „Diät", wie sie die übliche Schonkost mit Weißbrot, Traubenzucker, gekochtem Obst usw. darstellt, zu verantworten.

Je ernster die Krankheit, um so notwendiger sind einfache, natürliche Lebensmittel, die durch Menschenhand so wenig wie möglich verändert sind: Um so besser ist die Verträglichkeit und um so größer ist der Heilwert. Die Angst vor rohem Gemüse, rohem Obst, Vollkornprodukten und anderen natürlichen Lebensmitteln ist ursprünglich dem Menschen nicht angeboren; sie ist durch jahrzehntelange Fehlaufklärung künstlich gezüchtet, so daß der Kranke seinen Instinkt verloren hat.

Es ist ein trauriges Kapitel menschlicher Geschichte, daß der Mensch sich so weit hat beeinflussen lassen, daß er der Nahrung um so mehr traut, je unnatürlicher und künstlicher sie ist, und daß er sich das Mißtrauen zu allen Lebensmitteln, wie die Natur sie uns beschert, so fest hat einpflanzen lassen, daß er eher zugrunde geht, als diese Haltung aufzugeben. Daß er dieses Mißtrauen zur Schöpfung selbst nicht als Unrecht und widersinnig empfindet, ist ein Zeichen dafür, wie weit er sich durch ständige Fehlinformation seinen Instinkt hat nehmen lassen.

Wagt er den Schritt zu einer gesunden Kost, so hat er nicht nur die Chance, gesund zu werden, sondern er hat den noch größeren Gewinn, das Vertrauen zu den natürlichen Dingen der Schöpfung wiederzugewinnen, das ihm verlorengegangen war und dessen Verlust letztlich zu seiner Krankheit geführt hatte.

Diese Hinweise erscheinen mir besonders nötig, da ich bei zu vielen schon die Zweifel und Ängste erlebt habe, wenn sie vor dieser Heilkost standen, die ihnen wie ein Wagnis auf Leben und Tod erschien. Bei konsequenter Durchführung ist es aber vor allem für die jahrzehntelang Kranken eine Erlösung, wenn sie aus dem Wirrwarr der endlosen „Diäten" wieder zu einer einfachen und klaren Ernährungsrichtlinie kommen, die sie schlagartig fast wie ein Wunder von ihren für unbeeinflußbar gehaltenen Beschwerden befreit.

## Gallensteine lösen sich nicht wieder auf

Nun sind zwar die angegebenen Ernährungsmaßnahmen imstande, die Gallensteinbildung zu verhüten; die Auflösung der Steine durch gesunde Kost ist aber völlig unmöglich. Unsere Maßnahmen kommen, wie wir gesehen haben, 15 bis 30 Jahre zu spät. Man könnte daraus schließen, daß dann die Einhaltung einer richtigen Ernährung sinn- und zwecklos wäre. Nachdem aber deutlich genug ausgeführt wurde, daß die wesentliche Folge der Mangelernährung in einer Störung des Chemismus und schließlich in einer Schädigung der Leberzelle liegt und daß der Gallenstein nur ein sichtbares und leichter nachweisbares Nebenprodukt dieser Grundstörung ist, geht daraus wohl auch klar genug hervor, daß es für die Umstellung auf eine gesunde Ernährung ein absolutes „Zu spät" nicht gibt.

Konkret gesagt bedeutet diese Feststellung: Wenn es auch zu einer Beseitigung der Steine durch Ernährungsmaßnahmen immer zu spät ist, so ist es nie zu spät, um das weitere Fortschreiten der Grundstörungen aufzuhalten. Je nach dem Zeitpunkt, zu dem die Heilbehandlung beginnt, besteht auch noch die mehr oder minder große Möglichkeit, eine weitgehende Besserung der bereits eingetretenen Leberschädigung zu erreichen. Der größte Vorteil besteht aber darin, daß mit der richtigen Ernährungsbehandlung der Gallensteine und ihrer Komplikationen das Fortschreiten aller anderen zugleich bestehenden ernährungsbedingten Zivilisationsschäden aufhört, und daß darüber hinaus die beste Prophylaxe gegen noch nicht in Erscheinung getretene Erkrankungen dieser Art für das spätere Leben getrieben wird.

Immer wieder berichten Kranke in der Sprechstunde, bei einer Bekannten seien durch eine Ölkur viele Steine abgegangen. Nach der Einnahme größerer Mengen dieser Öle gehen tatsächlich Gebilde ab, die vom oberflächlichen Betrachter für Steine gehalten werden können. In Wirklichkeit sind es aber sogenannte Fettseifensteine, die sich aus dem eingenommenen Öl gebildet haben. Auf diese Weise kommt die irrige Meinung zustande, man könnte durch Einnehmen von Arzneien Steine auflösen oder zum Abgang bringen. Wer einmal gesehen hat, wie eng der Ausführungsgang der Gallenblase

(Ductus cysticus) ist, wird begreifen, daß ein Abgang von Gallensteinen durch diesen Gang unmöglich ist.

## Gelbsucht

Das Hervorragende und Einmalige der angegebenen richtigen Ernährung liegt außerdem noch darin, daß sie zugleich die beste Kostform für alle diejenigen Kranken ist, bei denen es durch Komplikationen bereits zu merkbaren und störenden Beschwerden gekommen ist. Es ist zugleich die Kost für Lebererkrankungen jeder Art, von denen sich ein Teil als Gelbsucht äußern kann. Natürlich ist „Gelbsucht" keine einheitliche Krankheit im engeren Sinne, sondern sie kann das Symptom der verschiedenartigsten Krankheiten sein. Übertritt von Galle ins Blut, wodurch die Gelbfärbung entsteht, kann durch Entzündung der Leber durch Erreger verschiedenster Art, durch Schädigung der Leberzelle mittels toxischer Substanzen (Pilze, Medikamente, Alkohol, Schädlingsbekämpfungsmittel usw.) oder durch mechanische Abflußbehinderung der Galle zustandekommen.

Bei einem mechanischen Verschluß des Hauptgallenganges durch einen eingeklemmten

Stein oder eine Geschwulst ist natürlich der Durchgang nur durch eine operative Beseitigung des Hindernisses zu erzielen.

Keine Krankheitsgruppe gibt einen so hervorragenden Maßstab für die Richtigkeit der Ernährung ab wie die Leber- und Gallenerkrankungen; und an keiner anderen zeigen sich so deutlich etwaige Fehler in der Durchführung. Deshalb seien noch einige Einzelheiten angeführt, deren Beachtung noch größere Sicherheit für den Erfolg bringt. Sie sind besonders für hochgradig Empfindliche und Schwerkranke wichtig.

## Bei Appetitlosigkeit Nahrungsenthaltung

Bei einer akuten Krankheit, z. B. einer akuten Gallenblasenentzündung, einer akuten Leberentzündung, bei einem Kolikanfall aus verschiedensten Gründen oder einem akuten Schub einer chronischen Krankheit der Leber, des Gallensystems oder der Bauchspeicheldrüse besteht meist kein oder wenig Appetit. Dann soll der Kranke auch nichts oder wenig essen.

Ein weiterer Hinweis der Natur, daß im akuten Stadium gefastet werden sollte, sind Krankheitserscheinungen wie Übelkeit, Völlegefühl,

Aufstoßen, Brechneigung oder Erbrechen und Schmerzverschlimmerung durch Nahrungsaufnahme.

Sobald der Appetit sich wieder einstellt, kann wieder gegessen werden, aber in Betracht kommen natürlich nur Speisen, die den angegebenen Richtlinien entsprechen.

Bei Lebererkrankungen ist es sogar günstig, daß der Kranke wieder Nahrung zu sich nimmt, sobald die Lust zum Essen wiederkommt. Die Erfahrung hat gezeigt, daß in diesen Fällen ein längeres Fasten, um etwa eine noch raschere Besserung zu erzielen, nicht vorteilhaft ist. Wer sich nach den Zeichen der Natur, in diesem Fall dem Appetit, richtet, fährt auf alle Fälle am besten.

Ist also der Hunger wieder da, so kann nach Maßgabe des Appetits alles gegessen werden, was nach den Richtlinien erlaubt ist. Dies erscheint dem Kranken kaum glaublich, ist er doch gewöhnt, daß die „Diät"-Anweisung vorwiegend aus *Ver*boten besteht. Die Heilkost-Verordnung jedoch beruht auf dem *Ge*bot, daß wieder natürliche Lebensmittel genossen werden *müssen*, um dem Organismus alle Stoffe anzubieten, die er zum Heilungsprozeß braucht.

## Noch einmal: Fabrikzucker und Säfte als größte Störenfriede

Damit das notwendige Vollkornbrot, der Frischkornbrei und die Frischkostzulage garantiert gut vertragen werden, müssen mindestens in den ersten drei Wochen alle Speisen vermieden werden, die mit Fabrikzucker gesüßt sind. Aus demselben Grunde müssen strengstens alle Säfte gemieden werden, gleichgültig, ob sie selbst frisch hergestellt oder gekauft sind.

Nach welcher Zeit der Kranke wieder etwas Fabrikzucker wagen kann, hängt von der Schwere seiner Krankheit, dem Grad seiner Beschwerden und der Stärke seines Heilungswunsches ab.

Im allgemeinen genügen 3 Wochen strenger Durchführung dieser Richtlinien, um den Kranken davon zu überzeugen, daß er die Kost nicht nur hervorragend verträgt – jedenfalls besser als seine bisherige Schondiät –, sondern daß seine Beschwerden sogar zurückgehen, sein Allgemeinbefinden sich bessert und seine Leistungsfähigkeit steigt.

## Verstoß gegen Ernährungsrichtlinien ist lehrreich

Wenn er nun das erste Mal nach einigen Wochen anfängt, etwas mit Fabrikzucker Gesüßtes zu essen und dann Beschwerden bekommt, so hat er die wichtigste und hoffentlich unvergeßliche Erfahrung am eigenen Leibe gemacht, daß es der Fabrikzucker ist, der die Störungen verursacht, und nicht das Vollkornbrot oder das in roher Form genossene Obst oder Gemüse.

Wenn er früher bei seiner Schondiät, die Auszugsmehle und Fabrikzucker enthielt, etwas Vollkornbrot oder rohes Obst versuchte, bekam er sofort Beschwerden und schob diese natürlich auf das Brot oder Obst und nicht auf den Zukker. Deshalb bin ich in der Sprechstunde gar nie betrübt, wenn der Kranke nach einiger Zeit auf die erste mit Fabrikzucker gesüßte Speise prompt Beschwerden bekommt. Nur das, was am eigenen Leibe erlebt ist, wird zum sicheren Wissen.

Damit ist auch bereits klar, daß der Kranke, der in drei streng durchgeführten Wochen sich von der absoluten Gültigkeit dieses Ernährungsprinzips überzeugt hat, nun selbst für sein ganzes Leben die Waffe in der Hand hat, mit der er seiner Krankheit begegnen kann. Wenn er sehr empfindlich auf Ernährungsfehler ist, muß er die Maßnahmen eben streng durchführen; ist er weniger empfindlich, kann er sich eventuell mehr Fehler leisten. Die Hauptsache ist, daß er das Prinzipielle begriffen hat und beherrscht. Es ist nicht so schlimm, wenn er mal Beschwerden bekommt, viel schlimmer ist es, wenn er nicht weiß, woher sie kommen.

## Wann muß bei Gallensteinen operiert werden?

Bei Gallensteinträgern, die an gehäuften Koliken leiden und mit der üblichen Schonkost keine Besserung erzielt haben, erhebt sich natürlich die Frage der Notwendigkeit einer *Operation*. Die Entscheidung ist hier verhältnismäßig einfach.

Ein Teil der Patienten läßt sich lieber operieren, als daß er bereit wäre, Ernährungsregeln über lange Zeit einzuhalten. Diese Patienten kommen ganz von selbst früher oder später zur Operation, da sie meist ihre Beschwerden durch internistische Behandlung nicht loswerden.

Ein anderer Teil der Kranken ist zwar zu einer Ernährungsbehandlung bereit und führt sie auch brav durch, wird aber wegen der Fehlerhaftigkeit der üblichen Diät meist nicht gebessert oder erkauft die geringeren Beschwerden mit einer ständig abnehmenden Leistungsfähigkeit infolge der Einseitigkeit der Schonkost. Unter diesen Kranken, die zu einer Ernährungsbehandlung bereit sind, ist ein großer Prozentsatz, der mit der hier angegebenen Kostform beschwerdefrei wird, (wobei es aufgrund der Vollwertigkeit dieser Nahrung zugleich auch zu einer Besserung des gesamten Gesundheitszustandes kommt). Nach meinen Erfahrungen mit dieser Ernährungsweise, die sich über 45 Jahre erstrekken, trifft dies für etwa 90% zu. Das heißt, es sind nur etwa 10% der Gallensteinträger, die trotz genauester Durchführung der hier angegebenen Ernährung nicht mehr beschwerdefrei werden.

Diese sind unbedingt der Operation zuzuführen, bei der sich dann immer herausstellen wird, daß ein Befund vorliegt, bei dem durch noch so gute Ernährung niemals mehr Beschwerdefreiheit hätte erzielt werden können. Es handelt sich dann meist um chronisch-schwielige Veränderungen der Gallenblase und Verwachsungen mit der Umgebung als Zeichen, daß die Entzündung über das eigentliche Organ hinausgereicht hatte. Diese Endstadien langer Krankheit sind auch für eine sinnvolle Ernährungsbehandlung längst zu spät gekommen.

78

Im strengen Sinne kommt natürlich jeder Gallenstein zu spät zur Behandlung, da ja eine „Heilung" nicht mehr möglich ist. Auch die Herausnahme der Gallenblase stellt selbstverständlich keine „Heilung" dar. Der Kranke kann höchstens dadurch beschwerdefrei werden und den Nachteil erlangen, daß er ungewarnt weiterhin die falsche Nahrung zu sich nehmen kann, die ihm einst die Gallensteine bescherte. Er muß dies später mit anderen ernährungsbedingten Krankheiten büßen. Es ist ein Irrtum, wenn der Kranke meint, am Tag der ersten Kolik habe seine Krankheit begonnen. An diesem Tag ist die Krankheit vielmehr in das letzte Stadium eingetreten, das im strengeren Sinne unheilbar ist.

## Operation garantiert keine Beschwerdefreiheit

Da ein immer größerer Prozentsatz der Operierten nach der Operation nicht beschwerdefrei wird, ist es Pflicht, diejenigen Patienten, die sich durch die Operation lediglich einer Ernährungsbehandlung entziehen möchten, vorher darauf aufmerksam zu machen, daß es eine Garantie auf Beschwerdefreiheit durch die Operation eben nicht gibt. Diejenigen, die das Pech haben, nach der Operation ihre Beschwerden zu behalten, müssen sich schließlich doch noch dazu entschließen, ihre Ernährung zu ändern. Deshalb ist es auf alle Fälle ratsam, vor der Operation einen Versuch mit einer biologisch vollwertigen Ernährung im Sinne der beschriebenen Heilkost zu machen.

Ich persönlich rate jedem dieser Kranken, die eine Operation vermeiden möchten, mindestens ein Vierteljahr meine Ernährungsanweisungen genau einzuhalten. Ist er dann beschwerdefrei geblieben, kann er selbst die Entscheidung treffen, ob ihm das Freisein von Beschwerden die Fortsetzung der Vollwertkost und den Verzicht auf Süßigkeiten wert ist oder nicht.

Möchte er auf die Dauer keine Nahrungsbeschränkung auf sich nehmen, sondern weiterhin gut bürgerlich essen wie alle anderen, hat er ja die Möglichkeit, den Weg der Operation zu wählen.

Ist er trotz strengster Durchführung meiner Ernährungsrichtlinien nach einem Vierteljahr nicht beschwerdefrei, so ist auf alle Fälle die Operation anzuraten.

Der einzige leidige Faktor in dieser verhältnismäßig einfachen Entscheidung ist nur die Tatsache, daß die wenigsten Menschen von der Existenz dieser Vollwertkost wissen, und wenn sie davon erfahren, werden sie schwer den Weg zu ihr finden, da sie durch ihre bisherige „Diät" das Vertrauen zu jeder Ernährungsbehandlung verloren haben.

## Die Arzneibehandlung ist fragwürdig

Neben der Ernährungsbehandlung hat die Arzneibehandlung der Krankheiten der Leber und des Gallensystems nur eine Bedeutung als Unterstützung. Was in der Ernährung versäumt oder falsch gemacht wird, kann nicht durch Medikamente ausgeglichen werden. In neuester Zeit werden als Lebermittel bevorzugt Mischungen von Vitaminen und Aminosäuren (Eiweißbausteine) verordnet. Sie haben den Vorteil, daß sie wenigstens nicht schaden, aber den Nachteil, daß sie den Kranken im falschen Glauben wiegen, nun habe er alle Aufbaustoffe, die die Leber braucht.

Diese Präparate stellen lediglich einen künstlichen, aber keinesfalls ausreichenden Ersatz einer Vollwertkost dar, da sie nur einige der bekannten und herstellbaren Vitalstoffe enthalten, während in der Heilkost alle notwendigen Wirkstoffe in vollendeter Harmonie enthalten sind, von denen ein Teil jedoch noch gar nicht bekannt ist und erst in Zukunft identifiziert werden wird (s. Band 1 dieser Buchreihe „Unsere Nahrung – unser Schicksal"*).

Für alle diejenigen Kranken, die nicht bereit sind, eine Vollwertkost durchzuführen, sind solche Präparate als Notbehelf für befristete Zeit zu empfehlen. Die sog. „Gallenpräparate" enthalten meist Medikamente mit abführender Wirkung, da die meisten Gallenkranken zugleich an Stuhlverstopfung leiden und die darmanregenden Mittel meist auch den Gallentransport beschleunigen. Auch diese Mittel greifen störend in den Rhythmus der Darm-, Leber- und Gallenblasentätigkeit ein, wie in Band 4 „Stuhlverstopfung in 3 Tagen heilbar"** ausführlich dargestellt wurde. Diese Mittel sind deshalb ebenfalls nicht zu empfehlen. Die richtige Ernährung macht sie völlig überflüssig.

Die auch die jeweiligen subjektiven Beschwerden erfassende homöopathische Arzneibehandlung ist für alle diese Fälle die beste Unterstützung. Eine Ausnahme macht die heftige Kolik, die am besten mit rasch wirkenden intravenös verabreichten schmerz- und krampflösenden Mitteln kupiert wird. Anschließend tritt

---

* emu-Verlag, 5420 Lahnstein
** emu-Verlag, 5420 Lahnstein

sofort wieder die individuelle, gezielte Behandlung mit homöopathischen Arzneimitteln in ihr Recht.


## Sonstige Hilfsmittel

Im akuten, nicht zu heftigen Schmerzanfall, der noch kein Betäubungsmittel erfordert, wirken feucht-heiße Kompressen hervorragend.

Der von Kneipp angegebene *Heublumensack* erfüllt diesen Zweck besonders gut. Heublumen sind beim Bauern und im Reformhaus erhältlich. Sie werden in einen Leinensack von etwa 40 x 30 cm Größe gefüllt; der Sack wird zugenäht. Zur Anwendung wird er im strömenden Dampf erhitzt; dazu wird er in einen großen Kochtopf gesteckt, der zu einem Drittel mit Wasser gefüllt ist; unten wird ein Sieb eingelegt, damit der Sack nicht direkt im Wasser liegt. Dann wird das Wasser zum Kochen gebracht, so daß die Dämpfe in den Sack einströmen. Der feucht-heiße, mit Dampf durchzogene Sack wird so heiß, wie er vertragen werden kann, auf die Lebergegend gelegt und mit Tüchern gut abgedeckt, damit er lange heiß bleibt. Bei richtiger Zubereitung und Anwendung bleibt er etwa ¾ Stunden warm und kann so lange liegen bleiben.

Die Auflage kann täglich 2 bis 3mal gemacht werden. Da die ätherischen Öle allmählich verdunsten, ist es gut, die Füllung nach etwa zehnmaligem Gebrauch zu erneuern.

# Die Erkrankungen des Magens und Zwölffingerdarms

## Magenerkrankungen sind mehr spannungs- als ernährungsbedingt

Die meisten Magenkrankheiten sind nicht ernährungs-, sondern spannungsbedingt. Diese Feststellung steht im Widerspruch zu der allgemein üblichen Ansicht. Der Unbefangene nimmt doch selbstverständlich an, daß die Ursachen der Magenkrankheiten im Essen liegen müssen; ist doch der Magen das erste Organ im Bauchraum, in das die Speisen gelangen, und in dem nach der Vorstellung des Laien die hauptsächliche Verdauungsarbeit geleistet wird.

In Wirklichkeit geht die Verdauung der Speisen vorwiegend in dem 5 m langen Dünndarm vor sich; demgegenüber sind die Verdauungsvorgänge im Magen, der zugleich ein Vorratsbehälter ist, zweitrangig. In den unteren zwei Dritteln des Magens besitzt die gesunde Schleimhaut Drüsenzellen, die Pepsin und Salzsäure absondern; diese sind für die Eiweißverdauung von Bedeutung. An Salzsäure wird pro Tag die beträchtliche Menge von 1½ Liter einer ¼%igen

Lösung abgesondert. Trotzdem kann der Mensch ohne Magen leben, nicht aber ohne Dünndarm, woraus die geringere Bedeutung des Magens für die Verdauungsvorgänge hervorgeht.

## Der Magen ist wenig empfindlich auf falsche Ernährung

Der Magen des Gesunden reagiert auf fehlerhafte Nahrung nicht oder nur in sehr geringem Maße mit Beschwerden oder irgendwelchen Abwehrmaßnahmen. Sonst wäre es nicht möglich, daß er jahrzehntelang eine so stark denaturierte Kost, wie sie heute üblich ist, sich ohne die geringsten Beschwerden gefallen läßt. Wäre der Magen so eingerichtet, daß er nur natürliche Lebensmittel ohne Störung passieren ließe und bei jedem chemisch oder physikalisch veränderten Nahrungsmittel mit irgendwelchen Beschwerden reagieren würde, gäbe es überhaupt keine ernährungsbedingten Zivilisationskrankheiten.

Die Fehler in der Nahrung müssen schon sehr massiv sein, oder es müssen giftige Substanzen in stärkerer Konzentration eingenommen werden, ehe es zu Abwehrreaktionen des Magens, meist in Form von Übelkeit und Erbrechen, kommt.

Ich erlebte, daß ein Kind, das bis zum Schulalter praktisch ohne Süßigkeiten erzogen worden war, bei Geburtstagen von Schulkameraden auf Kuchen mit Erbrechen reagierte. An diesem ohne Fabrikzucker aufgezogenen Kind zeigte sich, daß der Magen die süßen Speisen als ungewohnt empfand und darauf wie auf eine giftige Substanz reagierte. Als das Kind aber später häufiger Süßigkeiten aß, gewöhnte sich der Magen daran.

Leider reagieren die Kinder, die von klein auf an viel Süßes gewöhnt werden, darauf sehr selten mit Magenbeschwerden. Die Schäden zeigen sich auf andere Weise und an anderen Organen, z. B. als Zahnkaries, sog. Nabelkoliken, Anfälligkeit gegen Infekte, mißmutige Laune, Appetitlosigkeit und Entwicklungsstörungen mannigfacher Art.

## Der Magen reagiert auf Reize, die den Gesamtorganismus treffen

So wenig der Magen eines Gesunden sich gegen Nahrungsfehler wehrt, so empfindlich kann er auf alle möglichen anderen Reize reagieren, die den Menschen treffen. Bei vielen Kindern beginnen z. B. die Infektionskrankheiten mit Erbrechen, so daß die Mutter zuerst annimmt, das Kind habe sich, wie man so sagt, den Magen verdorben. Erst der weitere Verlauf mit Fieber usw. zeigt dann, daß das Erbrechen nur das erste Abwehrzeichen des Organismus auf einen feindlichen Angriff darstellte.

Aber auch bei allen möglichen anderen Krankheiten kann sowohl beim Kind wie beim Erwachsenen das erste Symptom Erbrechen sein, ohne daß die geringste Magenerkrankung vorliegt. Ein klassischer Migräneanfall ist von Erbrechen begleitet. Auch auf bestimmte Medikamente reagieren manche Menschen mit Übelkeit und Erbrechen, selbst wenn diese chemischen Stoffe gar nicht über den Mund eingenommen, sondern eingespritzt wurden.

Alle diese Reaktionen des Magens auf Reize, die den Organismus treffen, werden durch das vegetative Nervensystem vermittelt. So gibt es vegetativ labile Menschen, die auf Erlebnisse, die sie als Belastung empfinden, mit Kopfschmerzen, andere, die mit Herzklopfen oder feuchten Händen, und wieder andere, die mit Durchfall oder eben mit Magenbeschwerden reagieren.

## Der „Magentyp"

Schon lange ist es bekannt, daß nur Menschen, die ganz bestimmten Typen zugehören, ein Magen- bzw. Zwölffingerdarmgeschwür bekommen können. Da zwischen Magen- und Zwölffingerdarmgeschwür kein grundsätzlicher Unterschied besteht, gelten für beide dieselben Aussagen. Ein Pykniker, der ein Magengeschwür bekommt, ist so selten wie ein weißer Rabe. Das Heer der Magengeschwürkranken bilden die Schlankwüchsigen, und unter ihnen sind es die Vagotoniker, von denen wiederum Menschen mit einer besonderen Charakterstruktur bevorzugt erkranken. Ehrgeizige Persönlichkeiten finden sich häufig unter den Kranken mit Magengeschwüren, d. h. Menschen, die das Leben nicht oberflächlich sehen, alles gründlich nehmen und der Verantwortung nicht aus dem Wege gehen. Es sind meist keine gemütlichen Menschen.

Oft finden sich bei Geschwürskranken Lebenssituationen, denen sie letzten Endes nicht gewachsen sind. Es kann z. B. sein, daß sie sich in ehrgeiziger Weise mehr Arbeit aufgeladen haben, als sie auf die Dauer zu leisten vermögen; oder sie sind innerlich unzufrieden, weil sie aus verschiedenartigsten Gründen das nicht erreichen können, wonach sie sich sehnen. Oft kommt die geistige Struktur dem nahe, was man als schizothyme Persönlichkeit bezeichnet hat.

## Das Magengeschwür des Rauchers

Da den Magengeschwürskranken die innere Harmonie fehlt – es sind keine Menschen, die in sich selbst ruhen –, sind sie fast alle Zigarettenraucher, dabei aber keineswegs Gelegenheitsraucher, sondern solche, für die das Rauchen eine Ersatzbefriedigung ist. Sie brauchen die Zigarette; ohne sie fühlen sie sich nicht ausgefüllt. Es ist bei ihnen mehr als nur eine Beschäftigungs„neurose"; es steckt eine Unstetheit dahinter, die aus dem Fehlen einer inneren Zufriedenheit entspringt. Der Träger des Magengeschwürs ist ein süchtiger Raucher, weshalb es auch so schwer ist, gerade ihn vom Rauchen wegzubringen. Oft könnte man im Zweifel sein, ob der Kranke ein Magengeschwür hat, weil er raucht, oder ob er raucht, weil er eine Geschwürspersönlichkeit ist. Daß für die Ausheilung der Geschwürskrankheit das Unterlassen des Rauchens eine wichtige Voraussetzung ist, steht jedoch außer allem Zweifel.

## Die Rolle des vegetativen Nervensystems bei der Geschwürsentstehung

Um die entscheidende Rolle, die das Rauchen beim Geschwürskranken spielt, richtig verstehen zu können, ist es nötig, kurz auf die Entstehungsweise des Geschwürs einzugehen.

Das Geschwür ist kein Furunkel, der reif wird und aufgeht, wie mancher Laie sich dies vorstellt, sondern ein Defekt, ein Loch in der Schleimhaut, etwa vergleichbar einem „offenen" Bein. Wenn man ein Experiment anstellt, in dem man ein durch Operation gewonnenes Stückchen Magen in ein mit Magensaft gefülltes Gefäß legt, so wird das Magenstückchen aufgelöst, verdaut. Es erhebt sich nun die Frage, warum der Magensaft an seinem natürlichen Wirkungsort, d.h. im Körper des lebendigen Menschen, den Magen selbst nicht verdaut.

Dies ist nur so erklärbar, daß das Blut einen Stoff enthält, der die Selbstverdauung der Magenwand durch den Magensaft verhütet. Wenn nun umgekehrt der Magensaft ein Loch in die Magenschleimhaut frißt, wie es eben bei der Geschwürsentstehung der Fall ist, so bedeutet dies nichts anderes, als daß an dieser Stelle die Durchblutung mangelhaft war. Es ist schon längst bekannt, daß Magengeschwüre mit vermehrter Säureproduktion einhergehen. Ja man nahm lange Zeit an, daß übermäßige Säurebildung die eigentliche „Ursache" der Geschwürsbildung sei. Richtiger ist es natürlich, auf die Ursachen der krankhaften Übersäuerung zu verweisen.

Schon immer ist aufgefallen, daß das Geschwür des Magens und Zwölffingerdarms kreisrund ist; es wurde deshalb auch früher als Ulcus rotundum (= rundes Geschwür) bezeichnet. Dieser runde Bezirk entspricht einem Gefäßversorgungsgebiet. Man kann diese funktionellen Endstromgebiete der Blutversorgung manchmal an der Haut beobachten; es sind dies die kreisrunden Bezirke der sog. marmorierten Haut (Cutis marmorata), wie sie an bläulich verfärbten Unterschenkeln und Unterarmen kreislaufgestörter junger Mädchen zu sehen sind. Auch die braunen Flecken auf der Bauchhaut nach intensiver Wärmeeinwirkung durch Heizkissen zeigen ein solches marmoriertes Muster.

Nun ist das Nikotin ein ausschließlich auf das vegetative Nervensystem wirkendes Gift. Die Eng- und Weitstellung der feinsten Blutgefäße, der Kapillaren, wird von diesem Nervensystem reguliert. Man kann im Experiment zeigen, daß noch während des Rauchens einer Zigarette die Temperatur der Hautoberfläche meßbar absinkt, d. h. daß das Nikotin so stark gefäßverengend wirkt, daß die Hautdurchblutung deutlich abnimmt. Bei vegetativ labilen Personen tritt auch diese Reaktion in verstärktem Maße auf, und wiederum besonders beim Vagotoniker, den wir als prädisponiert für die Geschwürsbildung kennengelernt haben. Bei diesen Menschentypen bewirkt das Nikotin u. a. eine Verengung der Magengefäße; an den Stellen der dadurch entstehenden Minderdurchblutung kommt es zur Selbstverdauung der Magenschleimhaut, d. h. zum Geschwür. In der gleichen Weise wie das Nikotin können auch seelische Dauerbelastungen zu Gefäßverengungen führen, wodurch die nachteilige Nikotinwirkung verstärkt wird. Die Rolle, die das Rauchen für die Geschwürsentstehung spielt, kommt auch deutlich in der Statistik zum Ausdruck. Nach neuen Beobachtungen sind 95% der Geschwürskranken Raucher vom oben geschilderten Typ. Es ist auch kein Zufall, daß die Geschwüre ihren Sitz vorwiegend kurz vor oder hinter dem Magenausgang haben. Denn dort liegen die Endstromgebiete, bei denen der Pförtner sozusagen die Wasserscheide bildet.

## Das Magen- und Zwölffingerdarmgeschwür als Erscheinungsform der Saccharidose

Der betonte Hinweis, daß bestimmte Menschentypen bevorzugt zu Magen- und Zwölffingerdarmgeschwüren neigen, und daß bei diesen Personen ursächlich Spannungen durch bestimmte Lebenssituationen eine Rolle spielen, die über das vegetative Nervensystem den Boden für die Magenstörungen vorbereiten, bedeutet nicht, daß die Art der Nahrung bei der Entstehung von Geschwüren ohne Belang ist.

In diesem Zusammenhang berichten die beiden englischen Forscher *Cleave* und *Campbell* in ihrem Buch „Die Saccharidose" über hochinteressante Untersuchungsergebnisse bei verschiedenen Bevölkerungsgruppen. So fanden sich z. B. bei eingeborenen Indern, die vorwiegend von selbstgemahlenem Vollreis lebten, keine Magengeschwüre. Bei Indern, die grundsätzlich dieselbe Ernährungsweise hatten, den gemahlenen Reis aber aus Mühlen bezogen, wo die eiweißhaltigen Randschichten entfernt wurden, entwickelten sich Magengeschwüre in einer Häufigkeit, wie sie der bei Weißen entsprach, die raffinierte Kohlenhydrate verzehrten. In japanischen Gefangenenlagern, in denen die Hauptnahrung aus ungeschältem Reis bestand, wurden trotz erheblicher psychischer Streß-Situationen überhaupt keine Magengeschwüre beobachtet. Bei den vor Stalingrad eingeschlossenen deutschen Soldaten fehlten trotz übermäßiger seelischer Belastungen Magen- und Zwölffingerdarmgeschwüre vollständig, während die Geschwürshäufigkeit umso stärker zunahm, je näher die Truppen der Heimat lagen. Je weiter die Truppen von der Nachschublinie entfernt waren, umso mehr nahm der Anteil der Selbstversorgung mit natürlichen Lebensmitteln, die von Ort und Stelle stammten, zu, während der Anteil der Heeresverpflegung, die verhältnismäßig viel raffinierte Kohlenhydrate enthielt, abnahm. Die englischen Autoren erwähnen als besonders eindrückliches Beispiel, daß bei weit vorgeschobenen Truppenteilen, deren Verpflegung aus gefrorenen Steckrüben und Kohl mit Speck bestand, keine Geschwüre auftraten.

Anhand umfangreicher Statistiken konnten Cleave und Campbell nachweisen, daß eine geradlinige Abhängigkeit der Geschwürshäufigkeit von dem Verzehr raffinierter Kohlenhydrate, d. h. Auszugsmehlen und Fabrikzucker, bestand. Sie erklärten sich diese Befunde damit, daß die raffinierten Kohlenhydrate zwar die Säurebildung im Magen anregen, daß sie aber wegen des fehlenden Eiweißes nicht imstande sind, die Säure zu binden.

Bei der Herstellung des geschälten Reises bzw. von Weiß- und Graumehl werden die eiweißhaltigen Randschichten des Korns entfernt. Die reine Stärke des Kerns ist nicht fähig, Säure zu binden. In besonderem Maße gilt dies für das isolierte Kohlenhydrat Fabrikzucker, der ein starker Säurelocker ist, ohne die Säure binden zu können. Die nicht abgebundene Magensäure bedeutet vor allem für die Schleimhaut des Zwölffingerdarms, in dem die Säure durch den alkalischen Saft der Bauchspeicheldrüse neutralisiert wird, eine erhebliche Belastung. Kommt es durch zusätzliche Schädlichkeiten in kleinen Bezirken zu mangelhafter Durchblutung, so kann die Säure an dieser Stelle ein Loch in die widerstandslose Schleimhaut fressen.

Zusammenfassend läßt sich feststellen: 2 Komponenten sind zur Geschwürsbildung nötig: erstens eine Mangeldurchblutung der Schleimhaut, kombiniert mit vermehrter Säurebildung, wie sie bei bestimmten Persönlichkeiten als Reaktion auf Streß-Situationen oder durch Rauchen entstehen, der Vermittler dabei ist das vegetative Nervensystem, und zweitens eine örtliche Schädigung durch Nahrungsmittel, die Säure locken, ohne sie zu binden.

Der Entstehungsmechanismus des Geschwürs durch die Nahrungskomponente unterscheidet sich also wesentlich von dem der üblichen ernährungsbedingten Zivilisationskrankheiten, bei denen es durch langfristigen Vitalstoffmangel allmählich zu tiefgreifenden Stoffwechselstörungen kommt. Sicher mag dieser Faktor bei der Bereitschaft zur Geschwürsbildung eine gewisse Rolle spielen, entscheidend sind aber die beschriebenen örtlichen, relativ kurzfristigen Einwirkungen der raffinierten Kohlenhydrate. In dieser Hinsicht kann man das Loch in der Schleimhaut mit dem Loch im Zahn bei der Zahnkaries vergleichen, die ebenfalls durch örtliche Einwirkung des Fabrikzuckers zustandekommt.

Es liegt nun die Frage nahe, wie es mit den *anderen Magenerkrankungen* steht. Hier läßt sich leicht zeigen, daß das, was für das Magengeschwür als Sonderfall gesagt ist, für die anderen Magenerkrankungen in gleicher Weise gilt, weil zwischen dem Magengeschwür und den anderen Magenerkrankungen – ausgenommen Krebs, der zu den Geschwulstkrankheiten rechnet – kein grundsätzlicher, sondern nur ein gradueller Unterschied besteht.

## Die Magenschleimhaut „entzündung" (Gastritis) ist keine Entzündung

Es hat sich eingebürgert, die übrigen Magenerkrankungen mit der Bezeichnung „*Gastritis*" zusammenzufassen. Wenn auch Gastritis wörtlich übersetzt Magenschleimhautentzündung bedeutet, so handelt es sich bei dem, was gemeinhin als Gastritis bezeichnet wird, nicht um eine Entzündung im strengen Sinne des Wortes. Durch diese unexakte Bezeichnung entstehen laufend Mißverständnisse zum Nachteil des Kranken. Eine Magenschleimhautentzündung ist in keiner Weise z. B. mit einer Lungenentzündung, Mandelentzündung oder Nierenbekkenentzündung vergleichbar.

Auch daran, daß eine Gastritis nie wie diese echten fieberhaften Entzündungen mit antibiotischen Medikamenten oder Sulfonamiden behandelt wird, ist erkennbar, daß es sich um keine Entzündung handelt. Man tut daher gut, den unglücklichen Begriff „Magenschleimhautentzündung" gar nicht mehr zu verwenden; dann wäre schon das Fremdwort „Gastritis" besser. Da dieses aber ebenfalls nicht das Wesen der gemeinten Magenkrankheiten trifft, hat man vorgeschlagen, den exakteren Begriff *Gastrose* oder *Gastropathie* zu verwenden.

Auch diese Bezeichnung stellt einen Sammelbegriff für alle Magenerkrankungen dar, bei denen in verschiedenen Kombinationen entweder die Motorik (Bewegung) oder die Sekretorik (Absonderung) oder die Sensorik (Empfindung) gestört ist. Es handelt sich dabei also um *funktionelle Störungen.*

Bei der gestörten *Motorik* werden z. B. die Speisen zu rasch entleert, oder sie verbleiben zu lange im Magen. Die Magenperistaltik, das ist die wellenförmige Zusammenziehung des Magens zur Weiterbeförderung des Mageninhalts, kann zu tief und krampfartig erfolgen oder zu flach, zu lebhaft oder zu träge sein.

Bei gestörter *Sekretorik* kann zuviel oder zuwenig Magensaft abgesondert werden, oder die Absonderung kann zur Unzeit erfolgen. Beim Raucher z. B. kann schon im nüchternen Magen viel saurer Magensaft vorhanden sein; beim Genuß einer säurelockenden Speise kommt es dann rasch zu einem sehr starken Anstieg der Magensaftabsonderung, die nach kurzer Zeit ins Gegenteil umschlägt, d. h. völlig versiegt. Dadurch entsteht der krankhafte Zustand, daß sich im leeren Magen viel Säure befindet, während nach der Füllung mit Speisen, wenn eigentlich viel Magensaft benötigt würde, zuwenig Verdauungssaft vorhanden ist.

Die üblichen Methoden, die sekretorischen Störungen durch Magenausheberung nachzuweisen, sind leider mit manchen Fehlern behaftet; sie sind daher ungenau und geben zu folgenschweren Fehldiagnosen Anlaß. Am häufigsten trifft dieser Fall für die Feststellung zu, daß überhaupt keine Säure vorhanden sei. Da für viele Patienten das Schlucken des Magenschlauchs eine sehr unangenehme Prozedur bedeutet, genügt bei manchem Sensiblen bereits das innere Sträuben und die Angst vor diesem Eingriff, um die Magensaftabsonderung nicht in Gang kommen zu lassen. Die fehlende Magensäure bedeutet in diesem Fall also nur, daß in der betreffenden Stunde der Untersuchung keine Säure abgesondert wurde; wie die Säureverhältnisse einige Stunden später oder gar am nächsten Tag oder nach einem appetitanregenden Gericht liegen, darüber sagt diese einmalige Untersuchung überhaupt nichts aus.

Weitere diagnostische Irrtümer sind dadurch möglich, daß die Untersuchung in einer Krankheitsphase vorgenommen wird, in der tatsächlich kein Magensaft abgesondert wird. Bei Krankheiten, die mit Appetitlosigkeit einhergehen, ist dies oft der Fall. Auch aus diesem vorübergehenden Befund wird dann oft der falsche Schluß gezogen, der Magen dieses Menschen sondere das ganze Leben zu wenig Säure ab, worauf dann der falsche Rat erfolgt, es müßten das ganze Leben Pepsin-Salzsäure-Präparate eingenommen werden.

Auch die Methode des Magensäurenachweises mit einem Farbstoffbeutelchen, dessen Verschnürungsfaden sich durch Magensaft auflöst, haften Fehlerquellen an, so daß sie besser gar nicht erfolgt, als daß sie zu Fehlschlüssen Anlaß gibt.

Die gestörte *Sensorik* bedeutet in einfacher Sprache nichts anderes als Störungen im Bereich der Empfindung, die sich vorwiegend als Schmerzen verschiedenster Art, Druck- und Völlegefühl und Unbehagen in der Magengegend äußern.

## Die Gastritis heißt besser Gastrose

Alle diese Störungen der Motorik, Sekretorik und Sensorik sind Funktionsstörungen, die – wie bereits erwähnt – am besten unter dem Sammelbegriff *Gastrose* (= Gastritis) zusammengefaßt werden. Zur Erkennung dieser Betriebsstörungen ist die Röntgenuntersuchung wenig geeignet. Da es sich hierbei nur um ein Schattenbildverfahren handelt, liegt seine Stärke mehr in der Erfassung von Formveränderungen; Geschwüre und Geschwülste lassen sich daher mit der Röntgenuntersuchung feststellen oder ausschließen. Anstelle der Magendurchleuchtung ist neuerdings die Gastroskopie (Magenspiegelung) getreten, die infolge des flexiblen Systems für den Kranken nicht beschwerlicher ist als das Schlucken eines Magenschlauches. Wenn sich nun bei diesen Untersuchungsmethoden kein Geschwür und keine Geschwulst feststellen läßt, der Kranke aber eine Erklärung für seine Beschwerden erwartet, so hat es sich eingebürgert, ihm zu sagen, es handle sich um eine „Gastritis". Nach dem eben Erklärten wäre es wesentlich besser, dem Kranken den wirklichen Tatbestand mitzuteilen, nämlich daß es sich nicht um eine Schleimhaut„entzündung", sondern um funktionelle Störungen handelt.

Die ausweichende und unrichtige Verlegenheitserklärung „Entzündung" wird oft deshalb benützt, um dem Kranken nicht sagen zu müssen, es habe sich beim Röntgenverfahren „nichts" gefunden. Dieses „Nichts" wäre sicher psychologisch noch falscher als die Notlösung „Entzündung". Der Kranke würde das „Nichts" so auffassen, daß der Arzt ihm vielleicht seine Beschwerden nicht glaubt, oder er könnte auf den noch schlechteren Ausweg verfallen anzunehmen, alles sei „nur nervös". Daß diese Bezeichnung noch mehr Unheil heraufbeschwört, ist in Band 2 dieser Buchreihe „Lebensbedingte Krankheiten"* ausführlich erörtert.

Schließlich kommt die Bezeichnung „Entzündung" dem „Organdenken" des Kranken entgegen, der sich unter Funktionsstörungen wenig, aber unter Entzündung der Magenschleimhaut etwas Konkretes vorstellen kann. Trotzdem bin ich der Meinung, daß solche Ausweichdiagnosen abzulehnen sind, da sie zu falschen Schlußfolgerungen verleiten. Jahrzehntelange Erfahrung hat mir gezeigt, daß eine richtige Bezeichnung und richtige Erklärung nicht mehr Zeit benötigt als eine unklare. Da die Durchführung einer richtigen Behandlung die Mitarbeit des Kranken erfordert, und da diese wiederum voraussetzt, daß der Kranke genau weiß, woran er leidet und wodurch die Krankheit entstanden ist, ist die richtige Krankheitsbezeichnung die Grundlage jeder Krankenführung.

Wenn sich also bei der Durchleuchtung am Magen und Zwölffingerdarm kein Anhalt für ein Geschwür oder eine Geschwulst ergeben hat, so empfiehlt es sich, dem Kranken wahrheitsgemäß zu erklären, daß bei ihm keine Erkrankung vor-

---

* emu-Verlag, 5420 Lahnstein

liegt, die im Röntgenverfahren und bei der Magenspiegelung feststellbar ist, sondern daß es sich um Funktionsstörungen handelt. Diese müssen nun jeweils im einzelnen genauer erklärt werden, was Anlaß gibt, nun mit dem Kranken zusammen die Bedingungen und Ursachen zu suchen, die zu der Gastrose geführt haben.

## Magengeschwür und Gastrose haben dieselben Ursachen

Den Funktionsstörungen der Gastrose liegen, wie die Erfahrung zeigt, im wesentlichen dieselben Ursachen und Bedingungen zugrunde wie den Geschwüren. Deshalb ist es nicht nur erlaubt, sondern sinnvoll, die Behandlung gemeinsam zu besprechen, dies umso mehr, als ein Geschwür so gut wie nie für sich allein vorkommt, sondern meist im Rahmen einer Gastrose auftritt. Man darf daher sagen, daß das Geschwür lediglich eine Sonderform der Gastrose ist. Dies erklärt auch, daß der zu Geschwüren Neigende in der Zwischenzeit, wenn kein Geschwür vorhanden ist, an gastrotischen Beschwerden leidet, und daß der Entstehung eines Geschwürs jahrelang Magenbeschwerden vorausgehen können. Es gibt auch genug Magenkranke, bei denen es nie bis zur Geschwürsbildung kommt.

Man könnte sich deshalb auch streiten, ob das Geschwür oder die Gastrose die schwerere und ernstere Krankheitsform darstellt. Aber schon diese Fragestellung ist falsch, da bei jedem Kranken die Verhältnisse anders liegen und nicht vergleichbar sind und außerdem die Krankheitsbilder nur theoretisch streng zu trennen sind. Betrachtet man rein mechanisch die Größe des erkrankten Gebiets, so ist die Gastrose, die den Magen als Ganzes betrifft, die ausgedehntere Krankheit als das Ulcus (Geschwür). Das Ulcus wiederum birgt die Gefahr des Durchbruchs in sich, wenn die Selbstverdauung alle Magenschichten ergreift.

Was andererseits die Beschwerden betrifft, so sind die Unannehmlichkeiten durch die Gastrose meist größer als beim Geschwür, da sie sich über längere Zeit hinziehen, und da Funktionsstörungen immer mit mehr Beschwerden einhergehen als Formveränderungen.

Tatsächlich macht ein Magengeschwür oft sehr wenig Beschwerden, wenn es nicht mit Funktionsstörungen gekoppelt ist. Das Geschwür an sich schmerzt nicht; sonst wäre es nicht erklärbar, daß ein Geschwürskranker nur stundenweise Schmerzen hat. Wenn das Geschwür in der Nähe des Magenausgangs sitzt, treten die Schmerzen meist nur auf, wenn der Magen leer ist; Essen bessert die Beschwerden dann immer. Daß es die begleitenden Funktionsstörungen sind, die die Beschwerden erzeugen, erklärt auch, weshalb die Beschwerden eines akuten Geschwürs oft schon wenige Tage nach Beginn der Behandlung mit Bettruhe, Entspannung und der Abstellung fehlerhafter Diät ganz verschwinden, obwohl das Geschwür selbst ja noch keineswegs abgeheilt sein kann.

Aus den geschilderten Verhältnissen geht wiederum hervor, daß es die Funktionsstörungen sind, die mit Beschwerden einhergehen, und nicht die Formveränderungen (meist „organische" Krankheiten genannt).

Wenn wir von den chronischen Geschwüren mit Schwielenbildung, die durch fehlerhaftes Verhalten des Kranken entstanden sind, absehen, stellt die Geschwürsbildung im allgemeinen die leichtere Erkrankung gegenüber den Funktionsstörungen dar. Unter Behandlung heilt das Geschwür meist rasch ab, während die Gastrose schwieriger zu beeinflussen ist, da sie als Ausdruck einer tiefer reichenden, die ganze Person treffenden Grundstörung auftritt. Sie kann das Allgemeinbefinden schwer beeinträchtigen und ist im allgemeinen als die schwerere Form der Magenerkrankungen anzusehen.

Leider haben sich die meisten Krankenversicherungen diese Erkenntnisse noch nicht zu eigen gemacht, so daß nur der Geschwürskranke in den Augen der Privatversicherungen die moralische Berechtigung hat, Krankenhausbehandlung zu beanspruchen, während den Gastrosekranken in der Kostenerstattung mehr Schwierigkeiten gemacht werden. Man sieht daraus, daß sich die Auswirkungen der verschiedenen Krankheitsauffassungen bis in das Versicherungswesen erstrecken. Da bei den Sachbearbeitern der Privatversicherungen meist das nötige Wissen über die besprochenen Krankheitsverhältnisse fehlt, entsteht den Kranken auch zusätzlicher finanzieller Schaden.

Dies gilt besonders in Fällen, in denen eine ganzheitliche kombinierte Behandlung mit modernen Ernährungsmaßnahmen und Psychotherapie (Lebensberatung) notwendig ist.

## Arteriosklerotisch bedingte Magen-Darmstörungen älterer Menschen

Eine Gruppe von Magenerkrankungen, die immer mit Darmstörungen einhergehen, bedarf noch besonderer Erwähnung, da sie ihre eigenen Behandlungsregeln hat. Es sind dies die Magen-Darmstörungen, die bei älteren Menschen im Rahmen einer allgemeinen arteriosklerotischen Gefäßerkrankung auftreten. Diese Störungen sind besonders dadurch gekennzeichnet, daß sie auf Ernährungsbehandlung kaum – in noch geringerem Maße als die Gastrosen – ansprechen. Diese geringe Beeinflußbarkeit durch Ernährungsmaßnahmen, auch wenn die Regeln der biologischen Vollwerternährung in allen Einzelheiten streng beachtet werden, beruht darauf, daß die Krankheitserscheinungen nicht direkt durch Vitalstoffmangel verursacht sind, sondern durch mangelhafte Durchblutung der Bauchorgane infolge Verengung der Gefäßlichtungen.

Ursprünglich handelt es sich zwar bei der Arteriosklerose um eine ernährungsbedingte Zivilisationskrankheit (siehe Band 5 dieser Buchreihe „Herzinfarkt, Herz-, Gefäß- und Kreislauferkrankungen")*; aber wenn die Gefäße nicht mehr ganz durchgängig sind, nützt natürlich die beste Vollwertkost nichts mehr, da sie im Hinblick auf diesen Krankheitsprozeß mindestens 30 Jahre zu spät kommt. Trotzdem ist diese

---

* emu-Verlag, 5420 Lahnstein

gesunde Kostform auch in diesem wenig beeinflußbaren Endstadium zu empfehlen, da die
Chance besteht, daß dadurch das Fortschreiten
des Ablagerungsprozesses in den Gefäßen zum
Stillstand kommt. Außerdem können manche
noch beeinflußbaren Nebenerscheinungen
(z. B. Verstopfung) damit beseitigt werden, was
für den Patienten doch noch eine gewisse Er-
leichterung bringt.

Da das Grundleiden der Arteriosklerose
durch Ernährungsmaßnahmen aber nicht rasch
beeinflußbar ist, darf der Kranke an dem gerin-
gen Erfolg der Vollwertkost nicht irre werden.
Diese Zusammenhänge müssen dem Patienten
erklärt werden, da er sonst aus dem Herumpro-
bieren mit den verschiedenartigsten Diäten nicht
herauskommt, die im allgemeinen alle im gleichen Maße erfolglos bleiben, meist aber ihrer
Einseitigkeit wegen durch den Mangel an Vitalstoffen sogar noch zusätzlich Schaden bringen.

## Der Magenkrebs

Über den *Magenkrebs* soll hier nichts Näheres
gesagt werden, da es sich hierbei nicht um eine
Magenerkrankung im eigentlichen Sinne, sondern um eine Geschwulst handelt, und die Be-

handlung nach den Grundsätzen der Geschwulstbehandlung erfolgen muß.

Der Hinweis erscheint jedoch wichtig, daß die Bösartigkeit des Krebses unter anderem darin besteht, daß er selbst keinerlei Schmerzen und Beschwerden hervorruft; diese treten erst auf, wenn es zu Funktionsstörungen durch Komplikationen (z. B. Behinderung des Durchgangs) gekommen ist.

Die weit verbreitete Ansicht, daß Magenkrebs aus einem chronischen Magengeschwür entstehe, trifft – von seltenen Ausnahmen abgesehen – nicht zu. Es würde zu weit führen, auf die Gründe einzugehen, die zu diesem Gerücht geführt haben. Es genügt für die Praxis zu wissen, daß es sich beim Magengeschwür und beim Krebs um zwei ganz verschiedene Krankheitsgeschehen handelt, die nicht nur nichts miteinander zu tun haben, sondern sich sogar gegenseitig weitgehend ausschließen. Gegenteilige Angaben beruhen meist darauf, daß bei der schweren Heilbarkeit des Krebses dem Kranken oft nicht die Wahrheit gesagt wird, sondern der Krebs als Geschwür bezeichnet wird, um den Kranken seelisch nicht zu belasten.

# Die Behandlung der Magenerkrankungen

Nach den bisherigen Ausführungen über die Entstehungsmechanismen und Hintergründe der Magenerkrankungen ergibt sich das Grundsätzliche der Behandlung fast von selbst. Sie erfordert die Berücksichtigung der 3 Komponenten: der Lebensverhältnisse, der Nahrung und des Rauchens.

## Bei lebensbedingten Magenerkrankungen ist Schondiät sinnlos

Bei der Behandlung aller Magenerkrankungen steht die *Lebensberatung* im Vordergrund.

Die Sinnwidrigkeit eines häufig zu beobachtenden Verhaltens soll an einem einfachen Beispiel demonstriert werden: Kommt ein Berufstätiger vom Geschäft mit Magenbeschwerden nach Hause, weil er sich geärgert hat, so wird jeder begreifen, daß es unlogisch ist, wenn die Frau ihm daraufhin Haferschleim kocht und eine Zwieback-Weißmehl-Diät beginnt. Da die Ursachen an ganz anderer Stelle liegen, imponiert dem Magen diese unsinnige Diät auch keineswegs.

Wenn deshalb auch keine Besserung eintritt

und der Kranke selbst das Sinnlose der Behandlung ahnt, so wird aller Logik zum Trotz unentwegt an der falschen Schonkost festgehalten, meist so lange, bis durch die Mangelernährung zusätzlich die Widerstandskraft des Kranken so geschwächt ist, daß sich schließlich zu der ursprünglich lebensbedingten Störung ein ernährungsbedingter Schaden hinzugesellt hat.

Dies ist das Los mancher Patienten mit einer chronischen Magenerkrankung, die harmlos akut mit einer seelischen Verursachung begonnen hat, durch unlogische Behandlung nicht zur Ausheilung kam und schließlich von einem ernährungsbedingten Schaden überlagert wird.

Sinnvoll wäre es in diesem Fall gewesen, dem Grund nachzuspüren, warum sich dieser Mann so ärgert, daß es ihm auf den Magen schlägt. Es wird sich bei dem Gespräch, das unbedingt nötig ist, allmählich herausstellen, in welcher Hinsicht die geistige Haltung dieses Mannes falsch ist. Denn an der Tatsache, daß sie irgendwo falsch ist, ist gar kein Zweifel.

Sicherlich gibt es nur wenig Menschen, die nicht täglich etwas erleben, worüber sie sich so ärgern könnten.

Daß sie sich nicht ständig ärgern, setzt ein mehr oder weniger großes Verständnis für die Situation und das Verhalten der anderen Menschen voraus, auch wenn dieses Verhalten dem Betreffenden nicht „in den Kram paßt".

Wer sich ärgert, beweist damit, daß er die Situation falsch eingeschätzt und nicht damit gerechnet hat, daß die anderen sich so verhalten würden, wie sie es tatsächlich getan haben. Wenn man es genau nimmt, steckt hinter jedem Ärger über das Verhalten anderer ein Ärger über die eigene Unfähigkeit, die Situation zu beherrschen, insofern als man sie nicht vorausgesehen hat oder sie nicht wahrhaben will.

Die Hilfe für den Kranken besteht also nicht in dem banalen Ratschlag, er soll sich nicht ärgern, sondern in einer gründlichen Lebensberatung, die die Ursachen der Fehlhaltung des Kranken aufzudecken sucht.

Als Vorbereitung empfiehlt es sich, die Ausführungen in Band 2 dieser Buchreihe „Lebensbedingte Krankheiten"* nachzulesen. Es versteht sich von selbst, daß die dort gegebenen, allgemein gehaltenen grundsätzlichen Ausführungen das ärztliche Gespräch nicht ersetzen können, da das Leben so mannigfaltig ist, daß es sich nicht in allgemeinen Darstellungen einfangen läßt. Außerdem ist die Situation in Wirklichkeit nur selten so einfach, wie es an dem Beispiel

---

* emu-Verlag, 5420 Lahnstein

des Ärgers gezeigt wurde. Die Lebensverhältnisse und die charakterliche Struktur des einzelnen Menschen sind zu kompliziert, um sie für jeden Einzelfall hier auseinandersetzen zu können. Auch hier ist die ärztliche Einzelberatung nötig.

Das Leben spannungsärmer zu gestalten, ist oft die Aufgabe, die dem chronisch Magenkranken gestellt werden muß. Da er meist selbst keine Möglichkeit sieht, wie er seine Verhältnisse ändern kann, fällt dem Arzt die Aufgabe zu, ihm in der Aussprache den Weg aufzuzeigen, den er selbst nicht sah oder den zu gehen er bisher nicht für nötig hielt.

Sind die äußeren Verhältnisse wirklich nicht zu ändern, so müssen dem Kranken die Erkenntnisse vermittelt werden, wie er durch Änderung seiner Einstellung zu den Verhältnissen die Lösung seiner Probleme erreichen kann.

## Übliche Magendiät heilt nicht, sondern erhält krank

Die starke Betonung, daß die Magenerkrankungen ursprünglich in erster Linie spannungsbedingt sind, ist sehr notwendig. Denn die tägliche Erfahrung zeigt, daß sich unter den Magenkranken erschreckend viele befinden, die sich Jahre und Jahrzehnte mit kümmerlichen Diäten herumplagen und anstatt gesünder immer kläglicher werden.

Bei den meisten ist der ursprüngliche Anlaß zu dem Magenleiden schon längst nicht mehr von Bedeutung, sie sind inzwischen durch ihre Diät zu chronisch Leidenden geworden. Oft stehen die Magenbeschwerden gar nicht mehr im Vordergrund. Durch die einseitige Diät hat sich das Krankheitsbild inzwischen so verändert, daß das Ursprungsleiden nicht mehr erkennbar ist und sich eine ernährungsbedingte Erkrankung entwickelt hat.

Deshalb erscheint es notwendig, bei allen Magenkranken darauf hinzuwirken, daß von Anfang an *keine Diät* durchgeführt wird. Wenn es gelingt, die Gefahr der einseitigen Schonungsdiät mit Auszugsmehlen, Fabrikzucker, Zwieback, Kartoffelbrei und dem Verbot von rohem Obst und rohem Gemüse dem Kranken fernzuhalten, ist schon viel gewonnen.

### Die Heilkost

Die Heilkost ist ab Seite 42 ff. genau beschrieben. Neben der Vermeidung der eben erwähnten Bestandteile der Schonkost stellt der Genuß von Vollkornbroten verschiedener Sorten, des Frischkornbreis, einer bestimmten Menge Frischkost und naturbelassener Fette die obligate Grundlage dar.

Unabhängig davon, ob die Krankheit erst kurze Zeit besteht oder ob der Kranke schon längere Zeit die falsche Schonkost eingehalten hat, ist unter allen Umständen die Umstellung auf die Heilkost notwendig, um die Gefahr des Zweifrontenkriegs auszuschalten. Auch wenn die Magenerkrankung nicht das geringste mit der Ernährung zu tun hätte, wäre es töricht, nicht trotzdem die vielseitigen Vorteile einer biologischen Vollwertkost wahrzunehmen.

In bezug auf die Verträglichkeit gelten bei den Magenkranken selbstverständlich genau dieselben Richtlinien wie bei den Krankheiten der Leber und des Gallensystems (siehe dort).

## Heilkost hilft nur für den ernährungsbedingten Teil der Krankheit

Bei der Umstellung auf die Heilkost ist der Kranke aber mit aller Deutlichkeit darauf aufmerksam zu machen, daß damit nur diejenigen Beschwerden verschwinden, die auf bisheriger falscher Ernährung beruhten, und daß zur Beseitigung der funktionellen Störungen eine ursächliche Behandlung im obigen Sinne zusätzlich nötig ist.

Da die ernährungsbedingten Störungen im Verdauungsapparat, wie sich bei der Verstopfung zeigen läßt (siehe Band 4 „Stuhlverstopfung in 3 Tagen heilbar")*, schon kurze Zeit nach Richtigstellung der Ernährung verschwinden, kann die Heilkost in hervorragendem Maße auch diagnostisch verwendet werden. Gehen die Beschwerden bei Einhaltung der Heilkost nicht bald deutlich zurück, so sind sie nicht durch falsche Ernährung bedingt.

Bei der daraufhin notwendigen Suche nach anderen Ursachen werden sich die tatsächlich wirksamen Faktoren auch rasch finden. Wie schon angedeutet, ist es ein Irrtum anzunehmen, der Kranke, der genau weiß, daß seine Magenbeschwerden durch seelische Spannungen verursacht sind, mache den Arzt von sich aus auf diese Zusammenhänge aufmerksam. Er versucht sie im Gegenteil möglichst lange zu verheimlichen und zu bagatellisieren, um ja nicht als „nur nervös" abgestempelt zu werden.

Dies ist auch ein Grund, weshalb gerade diese

---

* emu-Verlag, 5420 Lahnstein

Patienten sich mit einer erstaunlichen Starrheit, um nicht zu sagen Sturheit, an eine „Diät" klammern. Indem sie „Diät" essen müssen, glauben sie, vor den Augen der anderen Leute den sichtbaren „Beweis" zu erbringen, daß sie „organisch" krank sind. So weit geht bei vielen aus Unwissenheit die Angst, ihre Krankheit nicht als „organisch" anerkannt zu bekommen, daß sie dafür den Preis falscher Behandlungsmaßnahmen und die dadurch entstehende Gesundheitsschädigung über lange Zeit in Kauf nehmen. Der Leser wird gebeten, in Band 2 dieser Buchreihe das Nähere über „nervös" und „organisch" nachzulesen, falls er es noch nicht getan hat, da das dort Gesagte für das Verständnis vorausgesetzt wird, hier aber nicht wiederholt werden soll.

Ein anderer Grund, weshalb die meisten Magenkranken so großen Wert auf „Diät" legen, liegt eben einfach darin, daß sie diese für selbstverständlich halten. Sie würden die Beibehaltung ihrer gewohnten Kost als ein Versäumnis empfinden. So fest ist die Gedankenverbindung „magenkrank = Weißbrot" seit Kindheit in die Gehirne eingeschliffen.

# Der „verdorbene" Magen

Natürlich gibt es auch Magenbeschwerden, die rein ernährungsbedingt sind. Hierher gehört zum Beispiel der „verdorbene" Magen nach einem üppigen Festessen mit zuviel Süßem und Fettem, Kaffee und Alkohol. Die Behandlung ist problemlos. Das beste ist, kurze Zeit zu fasten, bis der Appetit wiederkehrt, und dann wieder zum gewohnten Essen zurückzukehren. Auch in diesen akuten Fällen ist eine besondere Diät unzweckmäßig; für den strapazierten Magen ist es am besten, wenn er nach kurzer Entlastung wieder die seit Jahren gewohnte Kostform bekommt. Denn jede Umstellung auf ungewohnte Diät und nachher wieder das Überwechseln auf die frühere Kost erfordert vom Magen (und den anderen Verdauungsorganen) eine Anpassung, die eine unnötige Belastung bedeutet. Meist wird durch die „Diät" der Fall überhaupt erst kompliziert.

Bei leichteren Fällen genügt es, einige Tage süße und fette Speisen zu meiden, bis alles wieder in Ordnung ist.

## Magenbeschwerden „süßer" junger Mädchen (und Frauen)

Bei jungen Mädchen, die gerne Süßigkeiten schlecken, finden sich ebenfalls Formen rein ernährungsbedingter Beschwerden. Natürlich gibt es dies auch bei Frauen jeden Alters, neuerdings auch bei Männern. Die Behandlung besteht in der Erklärung der Zusammenhänge und damit der Vermeidung der Süßigkeiten.

Die Kombination von Kuchen und Kaffee wirkt bei allen Magenkranken besonders nachteilig.

Übrigens steckt hinter manchem suchtartigen Genuß von Süßem eine Ersatzbefriedigung. Unbefriedigtsein in manchen Lebensbereichen, in der Liebe oder auf dem Gebiet des Geltungs- und Besitzstrebens führt manchen dazu, sich durch den leicht zu erreichenden Genuß von Süßem einen billigen Ausgleich zu verschaffen. In diesem Fall steht die Süßigkeit auf derselben Stufe wie Alkohol, Tabak und Kaffee. Wie der eine seine Enttäuschung und seinen Ärger durch Alkohol zu lindern sucht und ein anderer behauptet, wenn er nicht mehr rauchen dürfe, so habe er nichts mehr vom Leben, so sucht der dritte den ebenso billigen wie fruchtlosen Ersatz im Kuchen. Das Verlangen nach Süßem bei seelischem Kummer führt zu einer Ersatzbefriedigung, die keine echte Lösung ist. So steckt hinter mancher scheinbar ernährungsbedingten Krankheit ein ungelöstes Lebensproblem.

## Der Raucher kann nicht mit Heilung rechnen

Da bei der Entstehung des Magengeschwürs das Rauchen eine ausschlaggebende Rolle spielt, ist es unerläßlich, daß der Kranke das Rauchen einstellt, wenn ein Dauererfolg erzielt werden soll. Wenn beim Raucher ein chronisches Geschwür besteht, wenn regelmäßig im Frühjahr und Herbst Rückfälle auftreten oder wenn es sich um eine chronische Gastrose handelt, ist auch beim harmonischsten Leben und bei bester Heilkost eine Behandlung erfolglos, falls der Kranke nicht bereit ist, das Rauchen vollständig aufzugeben.

Um dies zu erreichen, ist es unbedingt nötig, dem Kranken die Zusammenhänge zwischen Rauchen und Geschwür genau auseinanderzusetzen. Wenn ein Magenkranker aus meiner Sprechstunde nach entsprechender ausführlicher Unterrichtung sich nicht bemüht, das Rauchen aufzugeben, bzw. sich nicht dazu bereit findet, so bitte ich ihn, nicht mehr zu mir zu kommen, sondern anderswo Hilfe zu suchen.

Sobald er einsieht, daß eine Hilfe für ihn nur möglich ist, wenn er das Rauchen einstellt, er aber aus eigener Kraft von seiner Sucht nicht loskommt, ist zur Entziehung Krankenhausbehandlung erforderlich. Sein Wunsch, vom Rauchen loszukommen, ist dafür Voraussetzung. Wenn im Krankenhaus alles darauf eingestellt ist, ihm zu helfen und ihn von seiner Sucht zu befreien, gelingt dies auch in jedem Fall.

Darüber, daß das Aufgeben des Rauchens keine Sache des Willens, sondern der Einsicht ist, wurde im Band 2 dieser Buchreihe berichtet.

Wenn der Kranke einige Wochen nicht mehr geraucht hat, ist er aus der Phase der Süchtigkeit heraus. Falls er weiterhin eine entsprechende Führung hat, kommt es meist nicht mehr zum Rückfall.

Den Anlaß, daß der Kranke nach Besserung wieder anfängt zu rauchen, geben meistens verantwortungslose oder unwissende Mitmenschen, die ihm vorreden, daß das Rauchen mit dem Magengeschwür nichts zu tun habe. Als Beweis führen sie an, daß sie selbst noch viel mehr rauchten als der Kranke und trotzdem kein Magengeschwür hätten. Natürlich kann man vom Laien nicht erwarten, daß er medizinische

Fachkenntnisse hat und etwas von verschiedenen Typen vegetativer Reaktionslage gehört hat. Aber dann hat der Laie auch kein Recht, andere in medizinischen Fragen zu beraten.

Leider fallen viele Kranke auf die primitiven Ratschläge unwissender Laien nur zu leicht herein, die ihr Halbwissen meist aus der Tagespresse und den Illustrierten beziehen. Tatsächlich sind für den Kranken die beschönigenden Darstellungen der Massenmedien eine große Gefahr; denn aus wirtschaftlichen Gründen wird von dieser Seite alles getan, um die Zweifel an der Schädlichkeit des Rauchens aufrechtzuerhalten.

## Einschränkung des Rauchens bringt keinen Erfolg

Da es dem süchtigen Raucher bekanntlich außerordentlich schwer fällt, das Rauchen aufzugeben, bietet er meist den Kompromiß an, das Rauchen einzuschränken. Diese Halbheit bleibt völlig erfolglos. Es ist zudem für den Kranken auf die Dauer gesehen eine viel größere Qual, ständig nicht so viel rauchen zu dürfen wie er möchte.

Durch Einschränkung gelingt es außerdem

nicht, von der Sucht loszukommen. Deshalb dauert es nicht allzu lange, bis der alte Stand wieder erreicht ist. Hier hilft nur eines: ganz oder gar nicht.

Bei einem Teil der Raucher mit Geschwüren bestehen, wie bereits erwähnt, enge Zusammenhänge zwischen Persönlichkeitsstruktur, den Lebensproblemen und dem Rauchen. Bei diesen Kranken wird es nur dann gelingen, sie dauernd vom Rauchen wegzubringen, wenn zusätzlich eine entsprechende Lebensberatung stattfindet.


## Die Nachteile säurebindender Arzneien

Bei der *Arzneibehandlung* der Magenkrankheiten ist vor allem vor den säurebindenden Mitteln gegen Übersäuerung zu warnen. Je mehr Säure gebunden wird, desto stärker wird der Organismus zur Produktion neuer Säure angeregt. Diese reine Symptombekämpfung bringt auf die Dauer nur Verschlimmerung des Grundleidens; es sind im Prinzip dieselben Vorgänge wie beim Abführmittel, das die Verstopfung verschlimmert*. Leider lassen sich die Kranken durch eine

---

* Siehe Band 4 dieser Buchreihe: „Stuhlverstopfung in 3 Tagen heilbar", emu-Verlag, 5420 Lahnstein

augenblickliche Linderung der Beschwerden (z. B. des sauren Aufstoßens und des Druckgefühls) über den wirklichen Heilerfolg täuschen. Da das Mittel für den Augenblick „hilft", wird nicht vermutet, daß es nichts zur Heilung beiträgt, sondern im Gegenteil die Heilung erschwert.

Ein weiterer Nachteil dieser Mittel gegen Übersäuerung liegt darin, daß sie indirekt von einer sinnvollen Ernährung und sonstigen Behandlungen abhalten. Dabei ist noch nicht berücksichtigt, daß es eine Dauerübersäuerung praktisch kaum gibt. Genaue Untersuchungen über längere Zeiträume haben nämlich gezeigt, daß häufig Phasen von zuviel Säure mit Phasen von zuwenig abwechseln. Deshalb ist der Befund einer einmaligen Prüfung der Säureverhältnisse, wie oben bereits erwähnt, oft irreführend, weil der Kranke fälschlicherweise annimmt, daß der augenblickliche Stand der Säureverhältnisse für ständig gelte.

### Salzsäureersatzpräparate wirken nur symptomatisch

Aus dem genannten Grund der wechselnden Säureverhältnisse ist das ständige Einnehmen von Säurepräparaten wegen fehlender Magensäure ebenfalls nicht sinnvoll. Als Ausnahme mag vielleicht der völlige Mangel an Magensaft bei einer bestimmten Form der Blutarmut, der perniziösen Anämie, gelten. Aber selbst in diesen früher tödlich verlaufenden Fällen, die heute durch Leber- bzw. Vitamin-B12-Präparate günstig beeinflußt werden können, ist die Zufuhr von Pepsin-Salzsäurepräparaten unnötig, wenn eine biologische Vollwertkost verabreicht wird. Interessante Beobachtungen haben gezeigt, daß Vitamin B12 allein nur vorübergehende Besserung bringt, daß aber bei gleichzeitiger Verabreichung einer vitalstoffreichen Vollwertkost über lange Zeit nicht nur die als unheilbar geltende Blutkrankheit heilt, sondern auch der Magen wieder Magensaft produziert.

Bei dem „gewöhnlichen" Salzsäuremangel, der nicht mit einer perniziösen Anämie verbunden ist, ist durch eine vollwertige Heilkost in jedem Fall die Salzsäureproduktion wieder in Gang zu bringen, selbst wenn die Störungen schon Jahrzehnte bestehen.

Es gibt auch Durchfälle, die mit Mangel an Magensaft einhergehen. Die fehlende Säure ist aber nicht die Ursache des Durchfalls, sondern nur ein Symptom der Erkrankung. So wie eine Störung der Funktion des Dickdarms besteht, die sich als Durchfall äußert, so ist in paralleler Weise auch die Magenfunktion gestört, was sich eben als Salzsäuremangel äußert. Man kann hier vorübergehend Säurepräparate verabreichen; der eigentliche Heilfaktor ist aber wiederum die biologisch vollwertige Kost.

Diese Beispiele sollen lediglich zeigen, daß der Krankheitsverlauf um so günstiger ist, je weniger mit nur symptomatisch wirkenden Mitteln in den Chemismus eingegriffen wird.

## Am günstigsten wirken homöopathische Arzneien

Im übrigen ist die Arzneibehandlung der gestörten Magenfunktion Sache des Arztes. Da die Magenfunktionen vegetativ gesteuert werden, kommen hier vorwiegend Mittel in Frage, die auf dieses System ausgleichend wirken. Am besten hat sich auch hier wie bei allen funktionellen Störungen die homöopathische Arzneibehandlung bewährt, da sie in einem hervorragenden Maße wie keine andere Therapieform die individuellen Besonderheiten zu berücksichtigen vermag.

## Feuchte Wärme, Heublumensack

Feuchtheiße Kompressen auf den Leib haben in jedem Fall eine lindernde Wirkung und sind besonders bei schmerzhaften Zuständen und bei Verkrampfungen von großem Wert. Die Anfertigung und Anwendung des Heublumensacks ist auf S. 83 beschrieben.

## Wann Operation?

Beim Geschwür ist auch die Frage der *Operationsnotwendigkeit* zu erwägen.

Bei dem Durchbruch eines akuten Geschwürs in die Bauchhöhle ist die sofortige Operation die einzige Hilfe. Dieses Ereignis tritt ganz plötzlich ein, meist ohne daß Schmerzen oder andere Zeichen vorausgehen; wieder ein Hinweis darauf, wie wenig „organische", d. h. mit Formveränderungen einhergehende Krankheiten Beschwerden verursachen.

Ein frisches Magen- oder Zwölffingerdarmgeschwür bedarf innerlicher Behandlung. Da Bettruhe den Krankheitsverlauf verkürzt, ist dringend dazu zu raten; außerdem Abstellung der Lebensschwierigkeiten, Nikotinentzug und Heilkost wie beschrieben.

Chronische Geschwüre, die keine Heilungstendenz zeigen, und solche, die immer wieder zu Rückfällen neigen, sind ein Beweis für unzureichende Behandlung oder mangelhafte Befolgung der ärztlichen Ratschläge. Hier spielt das Rauchen die Hauptrolle. Auf das chronische Magengeschwür paßt der Ausspruch des bekannten Arztes Lickint in besonderem Maße: „Jede chronische Krankheit ist verdächtig auf unterlassene Prophylaxe"; man müßte in diesem Fall ergänzen: „und auf Unterlassung ausreichender Behandlung". Ist diese versäumt worden, und hat sich dadurch ein großes schwieliges Geschwür mit narbigen Rändern entwickelt, oder hat ein entzündlicher Prozeß auf die Nachbarorgane (Bauchspeicheldrüse, Gekröse, Bauchfell) übergegriffen und zu Verwachsungen geführt, so ist ein Stadium erreicht, das operative Behandlung erfordert. Trotzdem kann auch in solchen fortgeschrittenen Fällen vorher noch ein Versuch mit der oben beschriebenen Behandlung unternommen werden. Da sie strengstens eingehalten werden muß, kann dieser Versuch nur klinisch durchgeführt werden. Bringt eine Behandlung von drei Monaten keine wesentliche Änderung des Krankheitsbefundes, so ist eine Operation unumgänglich.

In allen Fällen eines chronischen Geschwürs ist von einer Operation auf alle Fälle abzuraten, ehe nicht eine intensive Behandlung im obigen Sinne vorausgegangen ist. Bringt auch diese innere Heilbehandlung keinen Erfolg mehr, dann ist dies ein Beweis, daß sie zu spät begonnen wurde und die Erkrankung in ein Stadium eingetreten ist, in dem auch die besten Heilmaßnahmen die krankhaften Veränderungen nicht mehr rückgängig machen können. Auch in diesen Fällen ist eine Operation angezeigt.

Eine Zurückhaltung mit der operativen Behandlung in Fällen, bei denen noch eine Erfolgsaussicht bei innerer biologischer Behandlung besteht, ist aus folgenden Gründen unbedingt angebracht: Der Kranke, der gern ohne eigene Mithilfe und ohne Opfer rasch von seinen Beschwerden befreit sein will, entschließt sich oft zu leicht zur Operation, weil er annimmt, daß nur das Geschwür wegoperiert würde und er damit für immer völlig geheilt wäre. Damit unterliegt er aber einer gründlichen Täuschung. Eine operative Behandlung, bei der nur das Geschwür weggenommen wird, ist nicht möglich. Im Gebiet der Operationsnarbe im Magen käme es sicher zu neuen Geschwüren.

Selbst eine Operationsmethode, bei der nur derjenige Teil des Magens, in dem das Geschwür sitzt, entfernt wird (Operation nach Billroth I), hat sich nicht bewährt und wird deshalb nur selten durchgeführt. Wenn nämlich ein Teil des unteren Magenbereiches, in dem salzsäureproduzierende Schleimhaut sitzt, stehen bleibt, kommt es leicht nach Operationen zu Rückfällen. Auch bei diesen Beobachtungen läßt sich der Schluß ziehen, daß der Magensaft bei der Entstehung der Geschwüre eine maßgebliche Rolle spielt. Aus diesem Grunde werden heute bei jedem Geschwür, gleichgültig, ob es irgendwo im Magen oder im Anfangsteil des Zwölffingerdarms sitzt, die unteren zwei Drittel des Magens, d.h. alle Teile, die Säure produzieren, operativ entfernt (Operation nach Billroth II).

Es handelt sich also bei der Operation wegen eines Geschwürs um einen *großen verstümmelnden Eingriff.* Ich weiß, daß sich mancher Kranke dieser Operation nicht unterzogen hätte, wenn er vorher über die Einzelheiten genau unterrichtet gewesen wäre. Mancher entschließt sich dann doch noch eher zu dem Schritt, das Rauchen zu unterlassen, seine Lebensverhältnisse zu ändern und eine sinnvolle Heilkost zu beginnen, ehe er sich dem Eingriff unterzieht, der ihm zudem keinerlei Garantie für zukünftige Beschwerdefreiheit bietet.

Treten nach der Operation Beschwerden auf, so sind diese außerordentlich schwer zu beeinflussen. Eine gewisse Ironie liegt dann darin, daß der Operierte sich nun doch zu all dem entschließen muß, dem er durch die Operation zu entrinnen glaubte. Aber selbst dann, wenn er durch die Beschwerden zu einer Änderung seiner Lebensweise gezwungen wird, erreicht er niemals mehr eine volle Gesundheit und eine volle Leistungsfähigkeit. Dadurch, daß er nur noch einen kleinen Magenrest hat und daß kein Pförtner mehr vorhanden ist, sondern daß die Speisen, deren Verzehr nur in kleinen Portionen möglich ist, sofort in den Dünndarm eilen, sind Verhältnisse geschaffen, die erheblich vom Zustand beim Gesunden abweichen.

Es erscheint mir deshalb eine dringende Pflicht, die Kranken aufzuklären, welches Schicksal ihnen bevorstehen kann, wenn sie sich nicht frühzeitig zu einer sinnvollen Behandlung entschließen.

# Die Erkrankung des Dünn- und Dickdarms, der Bauchspeicheldrüse und die sogenannten Hämorrhoiden

Die Krankheiten des Darmes und der Bauchspeicheldrüse haben, was die Ursachen und die Behandlung betrifft, vieles mit den Krankheiten der übrigen Organe des Verdauungsapparates gemeinsam, die in den vorausgegangenen Kapiteln bereits abgehandelt wurden. Dieses Gemeinsame soll hier nicht wiederholt werden; nur einiges, was die Darmkrankheiten besonders betrifft, bedarf der Ergänzung.

## Magen, Dünndarm, Dickdarm, Leber, Gallenblase und Bauchspeicheldrüse sind eine funktionelle Einheit

Da die Verdauungsorgane, zu denen der Magen, der Dünn- und Dickdarm, die Leber, die Gallenblase, die Gallenwege und die Bauchspeicheldrüse gehören, eine funktionelle Einheit darstellen, kann etwas, was z. B. für die Leber falsch ist, für den Darm nicht richtig sein; umgekehrt gilt dasselbe. Streng genommen gibt es daher keine Magenerkrankung, die ganz isoliert nur auf den Magen beschränkt ist, die an der Stelle beginnt, wo man nach Übereinkunft den Verdauungskanal als Magen bezeichnet, und die an der Stelle aufhört, wo wir dem Verdauungskanal einen anderen Namen geben.

Die Störung eines Teils beeinträchtigt einerseits die Tätigkeit der anderen Organe, weil der richtige Funktionsablauf eines Teils das richtige Funktionieren der anderen Teile voraussetzt. Andererseits ist die Störung eines bestimmten Teils häufig der Ausdruck einer gestörten Funktion innerhalb des vegetativen Nervensystems, das zugleich auch an den übrigen Organen regulierend eingreift.

Eine Überfunktion des Vagus, wie wir sie z. B. bei der Vagotonie des ehrgeizig angespannten Magengeschwürskranken kennengelernt haben, wird sich also niemals allein in Störungen der Magenfunktion äußern, sondern auch parallele Erscheinungen an den anderen Organen, z. B. am Darm, hervorbringen.

Eine besonders enge Verbindung besteht zwischen Magen, Darm und dem Gallensystem. Als Beispiel haben uns die häufigen Magenbeschwerden bei Gallensteinen, die gleichzeitige Wirkung der Abführmittel auf Dickdarm und Gallenwege, die oft vorkommende Kombination von Verstopfung mit Leber-Gallenblasenstörungen und von Magensäuremangel mit Durchfall gedient. Dabei handelt es sich aber nie um zwei Krankheiten, sondern nur um Äußerungen einer Grundstörung an verschiedenen Organen. Für die Behandlung der Grundstörung sind daher die einzelnen Krankheitssymptome von untergeordneter Bedeutung.

# Der Dünndarm

## Der Dünndarm – ein Stiefkind der Diagnostik

Über *Dünndarmerkrankungen* ist nur wenig bekannt. Dies liegt aber nicht daran, daß sie selten sind, sondern daran, daß sie verhältnismäßig schwer nachweisbar sind. Der Dünndarm ist ein Stiefkind der Diagnostik. Für den Magen gibt es als Routineuntersuchungen das Röntgenverfahren, die Magensaftuntersuchungen und die Spiegelung; für den Dickdarm bedeutet das Röntgenverfahren ebenfalls eine wertvolle diagnostische Maßnahme, für den unteren Abschnitt kann klärend die Mastdarmspiegelung eingesetzt werden, und schließlich gibt die Stuhluntersuchung, insbesondere die Beachtung der Darmflora, weitere Aufschlüsse.

Für die Dünndarmdiagnostik sind die Ergebnisse dieser Methoden nur in beschränktem Maße verwertbar. Die Spiegelung ist nur am Zwölffingerdarm, nicht am übrigen Dünndarm verwendbar; die Untersuchung des Verdauungssaftes in dem 5 m langen Dünndarm ist routinemäßig nicht möglich, nur indirekt sind Rückschlüsse über den Verdauungstrakt durch die Untersuchung des Kotes zu ziehen. Das Röntgenverfahren, das vorwiegend Formveränderungen aufdeckt, bringt für den Dünndarm, an dem Geschwülste und Geschwüre außerordentlich selten sind, wenig diagnostische Aufschlüsse, da außerdem auch rein technisch die Betrachtung der sich überlagernden zahlreichen Dünndarmschlingen gegenüber den Magen- und Dickdarmverhältnissen erschwert ist.

Diese besonderen Umstände sind mit ein Grund, weshalb bei Beschwerden im Bauchraum die Diagnostik sich vorwiegend mit dem Magen, dem Dickdarm und der Gallenblase beschäftigt. Das wichtigste Verdauungsorgan, der Dünndarm, erscheint daher in den Krankheitsdiagnosen erstaunlich selten. Man geht aber nicht fehl, wenn man schon aus logischen Gründen und nach dem Gesetz der Wahrscheinlichkeit annimmt, daß die an Magen und Dickdarm sich äußernden Störungen auch am Dünndarm ihre Entsprechungen haben.

Auch was die subjektiven Beschwerden des Kranken betrifft, so sind Unpäßlichkeiten von seiten des Magens jedermann wohl bekannt, auch für die unteren Dickdarmabschnitte gilt dies. Aber wer weiß schon etwas von typischen Dünndarmbeschwerden?

Obwohl nun der Dünndarm sowohl in bezug

auf Beschwerden wie auf objektiv nachweisbare Befunde eine Art stumme Zone darstellt, so ist, wie gesagt, seine Beteiligung bei Störungen des Magens und Dickdarms außerordentlich häufig. Der Arzt, der darauf achtet, findet tatsächlich auch entsprechende objektive und subjektive Hinweise, auf die aber hier nicht näher eingegangen werden soll. Jedenfalls sind manche Beschwerden, die der Kranke als Magenbeschwerden ansieht, auf Störungen des Dünndarms zurückzuführen.

Überhaupt ist für die meisten Kranken „Bauch" und „Magen" dasselbe, für sie sind alle Beschwerden im Bauchraum, vor allem im oberen Bereich, Magenbeschwerden. Diese Vereinfachung des Laien ist aber durchaus verständlich, werden doch die Beschwerden bei den verschiedensten Baucherkrankungen in die Gegend des Sonnengeflechts projiziert, eben in jenen Bereich, den der Laie mit dem Magen in Verbindung bringt.

Der Dünndarm ist das Organ, in dem der Hauptvorgang der Verdauung, d. h. der Auflösung der aufgenommenen Nahrungsstoffe in kleinste chemische Baueinheiten durch die Verdauungssäfte, und die Aufnahme der Nährstoffe durch die Darmwand hindurch in die Blutbahn (Resorption) erfolgt. Auf dem Weg der Pfortader werden die so aufgenommenen Stoffe direkt in die Leber transportiert, wo sie in körpereigene Substanzen umgewandelt werden. Dünndarmerkrankungen bedeuten daher eine Störung dieser wichtigen Verdauungs- und Resorptionsvorgänge und haben begreiflicherweise wesentlich tiefergreifende Folgen für den Allgemeinzustand als Magenstörungen. Viele chronische, als Dyspepsie bezeichnete Verdauungsstörungen haben ihren Sitz im Dünndarm. Die meisten dieser Erkrankungen sind ernährungsbedingt. Es finden sich jedoch auch hier nicht selten Schwierigkeiten in der Lebenssituation. So kann auch der Dünndarm ein Reagens auf Lebensstörungen sein.

Im letzten Jahrzehnt ist eine Erkrankung wesentlich häufiger geworden, die Crohn'sche Krankheit. Dabei handelt es sich um eine Entzündung der unteren Dünndarmabschnitte (Ileitis terminalis). Sie kommt häufig in Kombination mit einer geschwürigen Dickdarmentzündung (Colitis ulcerosa) vor. Statistische Untersuchungen haben in der Vorgeschichte dieser Kranken einen überdurchschnittlichen Konsum von Fabrikzucker ergeben. In der Ernährungsbehandlung spielt daher logischerweise die strenge Vermeidung aller Fabrikzuckerarten eine zentrale Rolle; im übrigen sind selbstverständlich die Richtlinien der auf Seite 42 beschriebenen Ernährungsmaßnahmen streng zu beachten. Diese Erkrankung gehört unbedingt in ärztliche Behandlung, da außer der diätetischen Basisbehandlung noch andere therapeutische Maßnahmen z. B. medikamentöser Art notwendig sind.

Eine besondere Erkrankung des Dünndarms ist in den letzten Jahrzehnten ebenfalls erheblich häufiger geworden. Es ist die Zöliakie.

## Zöliakie

Die Zöliakie ist eine ernährungsbedingte Zivilisationskrankheit. Dies bedeutet, daß sie durch Fehlernährung verursacht wird und die Behandlung in der Abstellung der Ernährungsfehler liegt.

Die Zöliakie ist eine Erkrankung der Darmschleimhaut, die schon im frühesten Kindesalter beginnen kann. Das Allgemeinbefinden ist beeinträchtigt, die Gewichtszunahme mangelhaft, der Leib aufgetrieben, die Stühle reichlich und schaumig. Bei längerem Bestehen der Erkrankung kommt es zu einer Degeneration der Dünndarmschleimhaut mit Befall des Zottenepithels. Diese Befunde sind mikroskopisch durch Biopsie nachweisbar. Da eine Unverträglichkeit von Gluten, dem Klebereiweiß der Getreidesorten Weizen, Roggen, Gerste und Hafer besteht, beschränkte sich bisher die übliche Behandlung in einer Vermeidung dieser Getreidearten. Diese Behandlungsart stellt aber lediglich eine symptomatische Linderung, keine Heilbehandlung dar. Denn die Unverträglichkeit von Gluten ist nicht die Ursache, sondern lediglich ein charakteristisches Symptom der Zöliakie.

So kommt es, daß man die Erkrankung als unheilbar ansieht. Man begnügt sich in der Behandlung mit der Vermeidung von glutenhaltigen Getreidearten, zumal es bei längerer Durchführung dieser diätetischen Maßnahmen zu einer Regeneration der Dünndarmschleimhaut kommt, falls die Erkrankung noch nicht zu lange bestanden hat.

Man braucht aber auf eine echte Heilung nicht zu verzichten, wenn man die eigentlichen Ursachen der Erkrankung kennt und damit die Möglichkeit hat, die Fehler abzustellen. Mindestens ebenso wichtig ist es, daß man durch frühzeitige Vermeidung der Ursachen die Erkrankung verhüten kann.

Historisch betrachtet ist es auffallend, daß die Zöliakie früher sehr selten war. Vor ca. 60 Jahren wurde sie als Heubner-Herter'sche Erkrankung bezeichnet. In den letzten Jahrzehnten hat die Zöliakie entsprechend der Zunahme anderer ernährungsbedingter Zivilisationskrankheiten deutlich zugenommen, so daß heute nach statistischen Angaben auf 1000 Einwohner ein krankes Kind kommt. In der Bundesrepublik Deutschland würde dies etwa 60000 Zöliakiekranke ergeben.

Die zivilisatorischen Veränderungen, die durch den Einbruch der Technik in den Nahrungsmittelbereich entstanden sind, machen sich bei entsprechender Konstitution des Kindes bereits als Zöliakie bemerkbar.

Die Ursachen der Zöliakie als ernährungsbedingtem Zivilisationsschaden liegen im Grunde in denselben Faktoren wie bei den im späteren Alter auftretenden Krankheiten: Es sind die fabrikatorisch hergestellten Nahrungsmittel in Verbindung mit dem vermehrten Verzehr artfremden Eiweißes.

*Die Ernährungsmaßnahmen, die zur Verhütung der Zöliakie notwendig sind, sind grundsätzlich dieselben wie bei der Behandlung bereits bestehender Erkrankungen. Nur müssen im letzteren Fall selbstverständlich trotz einsetzender Heilbehandlung anfangs die glutenhaltigen Getreide gemieden werden. Mit zunehmender Besserung durch die Heilbehandlung werden all-*

*mählich kleine Mengen Vollgetreide zugelegt,*
*unter keinen Umständen jedoch in Form von*
*Auszugsmehlen, auch nicht in kleinsten Mengen.*

Ehe die Einzelheiten der Heilbehandlung besprochen werden, sei nochmals betont, daß die Unverträglichkeit von Gluten bei der Zöliakie zwar das klassische Kennzeichen dieser Erkrankung ist; aber sie ist nicht durch den Verzehr von glutenhaltigen Getreiden verursacht. Die Ursachen der Zöliakie liegen bei der Zivilisationskost. Diese ist durch mehrere Faktoren gekennzeichnet, in erster Linie durch den Mangel an Vitalstoffen. Die Vitalstoffe sind ein Sammelbegriff für biologische Wirkstoffe, nämlich Vitamine, Mineralstoffe, Spurenelemente, Enzyme (Fermente), ungesättigte Fettsäuren, Aromastoffe und Faserstoffe (sogenannte Ballaststoffe). Dieser Vitalstoffmangel ist verursacht durch einen zu hohen Anteil von erhitzter Nahrung und den Verzehr raffinierter Kohlenhydrate, d.h. von Auszugsmehlen und Fabrikzukker, ferner von raffinierten, fabrikatorisch hergestellten Fetten. Eine weitere nachteilige Komponente ist beim Kind das artfremde Eiweiß durch Kuhmilch, was beim Erwachsenen dem zu großen Verzehr von tierischem Eiweiß in Form von Fleisch, Wurst und Fisch entspricht.

## Die Verhütung und Behandlung der Zöliakie

erfordert folgende Maßnahmen:

1. Unerläßlich ist die strengste Vermeidung des artfremden Eiweißes der Kuhmilch. Jede Art von Milch ist daher aus der Kostform zu streichen: Erhitzte Milch in Form von H-Milch, pasteurisierte Milch und sonstwie erhitzte Milch, Sauermilch, Joghurt, Kefir, Quark und rohe Milch. Im Fall der Zöliakie kommt es nicht auf den Vitamingehalt der Milch an, der durch Erhitzung verringert wird, sondern auf den Eiweißgehalt.

Hier bestehen deutliche Parallelen zwischen Erkrankungen der Haut und der Schleimhäute. Man könnte sagen, daß bei der Zöliakie an der Schleimhaut Ähnliches passiert wie bei den Erscheinungen der Neurodermitis an der Haut. Eine weitere Parallele besteht darin, daß beide Erkrankungen als unheilbar angesehen werden und daß sie auch tatsächlich mit der üblichen Behandlung unheilbar sind, während sie durch konsequente Heilnahrung über längere Zeit geheilt werden können. Wie lange es dauert, bis die Zöliakie ausgeheilt ist, ist vor allem davon abhängig, wie weit die Erkrankung fortgeschritten ist, ehe die Heilbehandlung einsetzt. Es kann nicht stark genug betont werden, daß die Vermeidung glutenhaltigen Getreides nicht zur Heilung der Zöliakie führt.

Es ist wenig bekannt, daß es zahlreiche Kinder gibt – es ist etwa ein Drittel aller Kinder – deren Stoffwechsel mit der Kuhmilch nicht fertig wird. Die Unverträglichkeit der Kuhmilch kann sich auf verschiedene Weise äußern: als Hautausschläge (Ekzem), als rezidivierende Infekte, als Schwellung der Lymphknoten, als allergische Phänomene an der Haut und den Schleimhäuten (Asthma). In diese Rubrik gehört auch die Zöliakie.

Zur Erklärung der Unverträglichkeit des Kuhmilcheiweißes mag die Tatsache dienen, daß es kaum ein im Freien lebendes Säugetier gibt, das nach Beendigung der Säuglingszeit noch Milch seiner eigenen Art trinkt, schon gar nicht Milch einer anderen Tierart. Der Gedanke wirkt grotesk, daß ein Löwe nach der Säuglingszeit nicht gedeiht, weil er nicht Eselmilch tränke und der Elefant Giraffenmilch benötige. Nur der menschlichen Mutter wird vorgeredet, daß ihr Kind ohne Kuhmilch nicht gedeihe, die eigentlich für das Kalb bestimmt ist. Bei dem sogenannten lymphatischen Kind kann man die Nachteile des artfremden Eiweißes klassisch nachweisen. Interessant ist in diesem Zusammenhang, daß zahlreiche sogenannte allergische

Erkrankungen beim Kind und Erwachsenen durch *strenge* Vermeidung von tierischem Eiweiß (Milch, Quark, Eier, Käse, Wurst, Fleisch, Fisch) heilbar sind, im Gegensatz zur nur symptomatischen Linderung mit Cortison.

2. Ebenso streng muß die Vermeidung aller Auszugsmehlprodukte eingehalten werden. Unter Auszugsmehlen versteht man alle Mehle, denen die Randschichten und der Keim fehlen, die also nur noch aus dem vitalstoffarmen Stärkekern bestehen. Aus dem Weizen entsteht das Weißmehl, aus dem Roggen das Graumehl. Durch das Fehlen der in dem Keim und den Randschichten vorhandenen Vitalstoffe, vor allem des Vitamin-B-Komplexes,· insbesondere des Vitamin B 1, kommt es zu tiefgreifenden Stoffwechselstörungen.

3. Diese Stoffwechselstörungen werden verstärkt durch den gleichzeitigen Verzehr der verschiedenen Arten von *Fabrikzucker,* d.h. von industriell hergestelltem Fruchtzucker, Traubenzucker, von gewöhnlichem Haushaltszucker (Rohrzucker), der in der Bundesrepublik aus Zuckerrüben hergestellt wird. Der braune Zucker ist genauso schädlich wie andere Zuckerkonzentrate, z. B. Ahornsirup, Rübensirup, Birnendicksaft, Apfeldicksaft, Sucanat, Ur-Zucker, sog. „naturreiner" Voll-Rohrzucker u.a.m.

Unschädlich sind dagegen Süßstoffe, die jedoch nicht zu empfehlen sind, da sie geeignet sind, das Verlangen nach Süßem zu unterhalten.

Die Kombination von Auszugsmehlen und Fabrikzucker ist besonders krankheitserzeugend, weil schon durch die Auszugsmehle eine Vitamin-B1-Unterversorgung entsteht, die durch den Vitamin-B-Räuber Fabrikzucker noch verstärkt wird.

4. Besonders zur Verhütung und Behandlung von Haut- und Schleimhauterkrankungen ist eine ausreichende Zufuhr der fettlöslichen Vitamine A, D, E und F nötig. Die Deckung des Bedarfs an fettlöslichen Vitaminen ist durch den Verzehr naturbelassener Fette gewährleistet, d.h. durch Butter und sogenannte kalt geschlagene Öle, unter Vermeidung von Fabrikfetten, d.h. von Ölen, die durch Raffination gewonnen sind, und von Margarinen.

5. Zur vitalstoffreichen Heilkost gehört auch ein gewisser Anteil von unerhitzten Lebensmitteln, d.h. von Frischkost. Dazu rechnen rohes Obst und rohe Gemüse. Es empfiehlt sich dabei, täglich möglichst zwei Gemüseteile zu essen, die unter der Erde gewachsen sind, wie z.B. Möhren, Rettich, rote Bete, und zwei, die oberhalb der Erde gewachsen sind, wie Blattsalate aus grünem Salat, Feldsalat, Weißkohl, Rotkohl,

Tomaten, Gurken usw. Je größer der Frischkostanteil ist, umso rascher erfolgt die Heilung. Der Anteil von Frischkost sollte mindestens ein Drittel der Gesamtnahrung ausmachen; in schweren Fällen ist aber eine ausschließliche Frischkosternährung am erfolgreichsten.

6. Schließlich ist wieder die Einbeziehung von Vollgetreide notwendig, da die Randschichten und der Keim biologische Wirkstoffe enthalten, die zur Verwertung der im Stärkekern enthaltenen Kohlenhydrate notwendig sind. Dies ist ein wesentlicher Faktor der Heilkost. Wie schon mehrfach erwähnt, kann mit fortschreitender Besserung durch die vitalstoffreiche Vollwertkost die Menge des Vollgetreides als Vollkornbrot und andere Vollkornprodukte allmählich gesteigert werden, während der Anteil an glutenfreien Mehlen allmählich entsprechend verringert und schließlich unnötig wird.

7. Unter den Vollkornprodukten nimmt der Frischkornbrei nach Kollath eine besondere Zentralstellung ein. Rezept s. S. 48.

8. Zur besseren Verträglichkeit der Frischkost und der Vollkornprodukte hat sich bewährt, mindestens in der Anfangs- und Übergangszeit die Säfte aus Obst und Gemüsen und gekochtes Obst zu meiden.

Zusammenfassend sei das Wesentliche der Ernährungsbehandlung in Stichworten nochmals aufgeführt:

## Streng zu meiden sind:

1. Kuhmilch, Quark und Käse wegen des artfremden Eiweißes.

2. Auszugsmehle aus Weizen (Weißmehl) und Roggen (Graumehl).

3. Alle Arten von Fabrikzucker: Fruchtzucker, Traubenzucker, Rohrzucker (gewöhnlicher Haushaltszucker), gleichgültig ob weiß oder braun, Süßigkeiten, Süßspeisen, Marmeladen usw.

4. Fabrikfette (Margarinen und raffinierte Öle).

5. Säfte aus Obst und Gemüsen und eingemachtes Obst.


## Notwendig sind:

1. Ein gewisser Anteil an Frischkost aus Obst und Gemüsen.

2. Naturbelassene Fette wie Butter und kalt geschlagene Öle.

3. Vollkornbrote aus Roggen, Weizen, Ger-

ste, Hafer, Hirse, Buchweizen und Vollkornprodukte, allmählich einschleichend und steigernd je nach Befinden.

4. Frischkornbrei nach Kollath.

Alle übrigen Speisen, die nicht erwähnt sind, sind erlaubt.

Eine Unterstützung dieser Behandlung durch homöopathische Medikamente ist zu empfehlen.

Da es sich bei der angegebenen Ernährung um eine Kostform handelt, die nicht nur jede ernährungsbedingte Zivilisationskrankheit verhütet, sondern auch die Idealkost zur optimalen Entwicklung der Kinder und für gesunde Erwachsene zur Erhaltung der Leistungsfähigkeit und Vitalität ist, kann sie unbegrenzt lange fortgesetzt werden. Wenn die Eltern eines kranken Kindes mitmachen, haben sie selbst ebenfalls gesundheitliche Vorteile.

# Die Bauchspeicheldrüse
## (Das Pankreas)

So wie der Magen einen sauren Verdauungssaft absondert, produziert der Dünndarm einen alkalischen Saft zur Verdauung von Eiweiß, Fetten und Kohlenhydraten. An diesen Verdauungsvorgängen beteiligt sich auch die *Bauchspeicheldrüse.*

## Ihre Aufgaben

Dieses Organ hat zwei verschiedene Funktionsbereiche; es ist eine Drüse mit äußerer und innerer Sekretion. In den sog. Langerhans'schen Inseln wird das Insulin produziert, das direkt in die Blutbahn gelangt (deshalb „innere" Sekretion). Es ist ein Hormon, das bekanntlich zur Verwertung des Zuckers unentbehrlich ist. Die Verminderung der Hormonproduktion verursacht die Zuckerkrankheit. Außerdem sondert die Bauchspeicheldrüse täglich ca. 1½ l eines enzymhaltigen, ebenfalls alkalischen Saftes ab, der durch einen Ausführungsgang neben der Einmündung des Gallenganges in den Zwölffingerdarm führt (sog. „äußere" Sekretion). Der Verdauungssaft der Bauchspeicheldrüse erfüllt ungefähr dieselben Aufgaben wie der Dünndarmsaft. Da er auch für die Fettverdauung wichtige Enzyme enthält, ist diese bei Erkrankungen der Bauchspeicheldrüse besonders gestört. An den sog. Fettstühlen und an großen Stuhlmengen, die durch mangelnde Nahrungsauswertung zustandekommen, ist die Störung erkennbar. Auch an Blut- und Urinuntersuchungen kann der Nachweis gestörter Tätigkeit der Bauchspeicheldrüse erbracht werden.

## Erkrankungen der Bauchspeicheldrüse sind schmerzlos

Auch die Bauchspeicheldrüse ist, wie die Leber und die anderen großen inneren Organe, nicht mit Schmerznerven ausgestattet. Erkrankungen der Bauchspeicheldrüse sind daher nicht schmerzhaft. Aus Schmerzen im linken Oberbauch darf daher nicht auf eine Erkrankung der Bauchspeicheldrüse geschlossen werden. Dagegen können Einklemmungen eines Steins im Ausführungsgang der Bauchspeicheldrüse nach links ausstrahlende Schmerzen hervorrufen, ähnlich wie Gallensteine, die den Abfluß der

Galle in den Gallengängen behindern, Schmerzen im rechten Oberbauch verursachen können.

Es ist bekannt, daß auch bei der Zuckerkrankheit als Ausdruck einer Erkrankung des Inselapparates in der Drüse niemals Schmerzen auftreten.

## Die Behandlung der Dünndarm- und Bauchspeicheldrüsenerkrankungen

In Anbetracht der Funktionseinheit des Dünndarms, der Bauchspeicheldrüse und des Magens können nicht nur die Störungen, sondern auch die Behandlung gemeinsam besprochen werden. Die Ernährungsbehandlung entspricht im wesentlichen den Vorschriften, wie sie für die Erkrankung der Leber und des Gallensystems (s. S. 42) angegeben sind. Außerdem sind auch die für die Gastrose angegebenen Richtlinien (s. S. 111 ff.) zu beachten.

Die Behandlung hat demnach einerseits in der Verabreichung einer vitalstoffreichen Heilkost zu bestehen, wie sie bereits beschrieben wurde, andererseits ist in manchen Fällen ein Eingehen auf die Lebensprobleme des Patienten notwendig.

Bei Dyspepsien müssen die Ernährungsvorschriften *sehr genau und über lange Zeit,* mindestens ½ Jahr, meistens 1 bis 2 Jahre, durchgeführt werden, da diese Erkrankungen sehr hartnäckig sind und auf geringste Ernährungsfehler mit Verschlimmerung reagieren, die sich jeweils nur langsam wieder zurückbildet. Dünndarmdyspepsien sind auf kleinste Mengen Fabrikzukker außerordentlich empfindlich, jedenfalls wesentlich mehr als Magenerkrankungen. Man kann diese hochgradige Empfindlichkeit auf Fabrikzucker fast als Diagnostikum für Dünndarmbeteiligung ansehen. Aber auch auf Säfte besteht eine große Empfindlichkeit.

Das Rauchen hat für die Dünndarmerkrankungen keine wesentliche Bedeutung.

# Der Dickdarm

## Seine Aufgaben

*Erkrankungen des Dickdarms* äußern sich hauptsächlich als *Durchfall*. Dies erklärt sich daraus, daß es eine der Hauptaufgaben des Dickdarms ist, den dünnen Speisebrei, wie er aus dem Dünndarm kommt, einzudicken. Vielleicht hat der „dicke Darm" auch davon seinen Namen. Häufige Stuhlentleerungen können nun das Symptom verschiedenartigster Erkrankungen des Dickdarms sein; deshalb muß selbstverständlich vor jeder Durchfallbehandlung geklärt werden, welcher Krankheitsprozeß dahintersteckt.

Besonders wichtig ist hier der Hinweis, daß der Mastdarmkrebs durchfallähnliche Erscheinungen machen kann. Der Kranke hat keine Schmerzen, aber vermehrten Stuhldrang, wobei sich aber jedesmal nur wenig Stuhl entleert. Diese Form des gehäuften Stuhldrangs kommt auch bei anderen harmlosen Störungen vor, ist also keineswegs für den Krebs allein charakteristisch. Da dieser Stuhldrang aber auch beim Krebs vorkommt, der in der Nähe des Darmausgangs sitzt, kann bei diesem Symptom niemals auf gründlichste Untersuchung (Abtastung des Mastdarmes mit dem Finger, Darmspiegelung und Röntgenuntersuchung) verzichtet werden, die dann rasche Klärung bringt.

## Der akute Durchfall

Der akute Durchfall als Zeichen eines Magen-Darmkatarrhs, einhergehend mit Übelkeit, Erbrechen, Leibschmerzen und häufigen dünnen Stuhlentleerungen, ist meist ein bakterieller Infekt durch ein nicht einwandfreies Nahrungsmittel. Mit den Abwehrmaßnahmen des Erbrechens und Durchfalls hat der Organismus bereits den sinnvollsten Akt der Behandlung eingeleitet, um den Schadstoff so schnell und intensiv wie möglich wieder aus dem Körper zu bekommen. Dieselbe Reaktion erfolgt auch auf Einnehmen mancher Gifte. Deshalb ist die Behandlung mit Arzneien, die den Darm ruhigstellen, wie z. B. mit Opiumtropfen, nachteilig. Falls die Darmentleerungen nicht intensiv genug sind, um die schädlichen Stoffe rasch genug aus dem Darmkanal zu entfernen, ist im Gegenteil sogar ein drastisches Abführmittel angezeigt.

Anschließend soll der Kranke, sobald der Appetit wieder normal ist, so rasch wie möglich seine früher gewohnte Ernährungsweise aufnehmen. Auf keinen Fall darf die übliche Schonkost mit Auszugsmehlen, Fabrikzucker, gekochtem Obst und Säften begonnen werden, da gerade diese Nahrungsmittel einen guten Nährboden für Bakterien abgeben. Da es sich bei diesen akuten Darmkatarrhen nicht um eine ernährungsbedingte Zivilisationskrankheit, sondern um die Reaktion des Körpers auf eine mit der Nahrung aufgenommene Schädlichkeit bakterieller oder chemischer Art handelt, ist eine grundsätzliche Änderung der Ernährung nicht notwendig. Trotzdem kann selbstverständlich die vollwertige Heilkost auch hier verordnet werden: die Streichung von Fabrikzucker und gekochtem Obst ist aber für diesen Zweck ausreichend.

Bei schweren Formen und in Fällen, bei denen die Erkrankung nicht rasch im akuten Stadium abklingt oder durch Übergang auf unzweckmäßige Schondiät die spontane Selbstheilung erschwert wurde, ist die Kost der Wahl reine Frischkost. Die hervorragende Wirkung ist von einer Sonderform her, den geriebenen Äpfeln, allgemein bekannt. Die Äpfel brauchen natürlich nicht gerieben zu werden; sie tun denselben Dienst, wenn sie gut gekaut werden.

Einen ähnlichen Effekt wie rohe Äpfel haben auch alle rohen Gemüse. Die prompte Wirkung tritt aber nur ein, wenn ausschließlich rohe Äpfel oder rohe Gemüse verschiedener Art verwendet werden. Wird die Frischkost mit gekochten Speisen kombiniert, bleibt die sonst sichere Wirkung aus. Reine Frischkost empfiehlt sich neben der notwendigen spezifischen Behandlung als Ernährungsform auch bei den Infektionskrankheiten Typhus und Ruhr. Natürlich ist hier die Ernährung als Behandlung allein nicht ausreichend, aber eine hervorragende Unterstützung, da die Frischkost ein schlechter Nährboden für die Krankheitserreger ist. Die spezifische Behandlung der Infektionskrankheit muß selbstverständlich außerdem erfolgen.

Aus der günstigen Wirkung des rohen Apfels bei akutem Durchfall haben manche den falschen Schluß gezogen, der Apfel wirke stopfend und müsse deshalb bei Verstopfung gemieden werden. Dies ist aber keineswegs der Fall. Ein Mittel, das einen Durchfall heilt, erzeugt deshalb noch keine Verstopfung.

### Der chronische Durchfall

Bei *chronischen Durchfällen* aufgrund von unkomplizierten Dickdarmkatarrhen findet sich als Ursache häufig eine unzweckmäßige Diät. Nach den veralteten Vorstellungen erweckt jeder Durchfall sofort den Gedankenreflex: Zwieback, Weißbrot, „leichte" Speisen in Form von Mehlspeisen, Grießbrei, nur gekochte Speisen (deshalb auch Obst nur gekocht), Verbot alles Rohen und meist auch noch von natürlichem Fett; damit der Kranke „bei Kräften bleibt", wird oft noch der „gewöhnliche" Zucker durch Traubenzucker ersetzt.

Daß diese reflektorisch auftauchende übliche Schonkost alten Stils die unpassendste Kostform bei Erkrankungen des Magen-Darmkanals darstellt, die es überhaupt gibt, ist schon oft genug betont. Da dieser automatische Griff nach der Schonkost aber seit Generationen zur reflektorischen Handlung geworden ist und daher der Vernunft nicht mehr zugänglich zu sein scheint, kann dies nicht oft genug wiederholt werden. Vielleicht gelingt es auf diese Weise, daß in einigen Generationen die Hinwendung zur vollwertigen Heilkost genauso im Gehirn aller Menschen zu ihrem Wohle verankert ist.

Es genügt bei chronischen Durchfällen, die Auszugsmehle durch Vollkornprodukte zu ersetzen, den Fabrikzucker, das gekochte und eingemachte Obst und alle Säfte aus dem Kostplan zu streichen, dafür rohes Obst und rohes Gemüse als Frischkostzulage, 3 Eßlöffel Getreide in Form eines Frischkornbreis und naturbelassenes Fett als Butter oder Öl. Das vorübergehende Weglassen milchsaurer Nahrungsmittel ist zu empfehlen. Alle übrigen Speisen, die nicht genannt sind, sind erlaubt. Da es kaum einfacher geht und die Einschränkungen, die nur unnatürliche Nahrungsmittel betreffen, gering sind, ist diese vollwertige Heilkost von jedermann ohne Schwierigkeit durchführbar. Einzelheiten siehe S. 42 ff.

Erfolgt damit keine rasche Heilung, so ist die Diagnose zu überprüfen. Zuerst muß natürlich daran gedacht werden, daß der Patient die Ernährungsvorschriften nicht genau durchgeführt hat. Denn schon ein kleiner Fehler genügt, um den Erfolg in Frage zu stellen. Ist diese Möglichkeit ausgeschlossen und liegt keine bösartige Erkrankung vor, so weist das Versagen der Heilkost darauf hin, daß eine nicht ernährungsbedingte Krankheit vorliegt.

In einem solchen Fall besteht die Notwendigkeit, die Lebensverhältnisse des Patienten noch genauer zu überprüfen und zu besprechen, wobei dann rasch die Ursachen der Regulationsstörungen, hier das vegetative System betreffend, aufgedeckt werden können. Die Behandlung besteht dann in der Vermittlung der Einsicht, daß zwischen dem Leben dieses Menschen und seiner Krankheit ein Zusammenhang besteht. Erst wenn der Kranke diese Einsicht gewonnen hat, wird er bereit sein, bestimmte Verhältnisse in seiner Lebensgestaltung und seine Einstellung zu manchen Lebensfragen zu ändern. Um den Kranken zu dieser Einsicht zu bringen, wird der Arzt allerdings viele Kenntnisse vermitteln und große Mühe und Geduld aufbringen müssen.

Da zwischen der Darmtätigkeit und den Funktionen der Geschlechtsorgane über das vegetative Nervensystem ebenfalls enge Zusammenhänge bestehen, sind auch die Fragen, die mit dem Geschlechtsleben zusammenhängen, zu besprechen, besonders wenn auf diesem Gebiet gleichzeitig Störungen vorhanden sind.

## Die geschwürige Dickdarmentzündung (Colitis ulcerosa)

Die *geschwürige Dickdarmentzündung* bedarf besonderer Erwähnung. Sie ist nicht nur ernährungsbedingt, also durch strenge Einhaltung einer vollwertigen Heilkost allein nicht zu heilen. Trotzdem ist diese Kost unbedingt durchzuführen, da die übliche Schonkost – wie bei jeder Krankheit – die allgemeine Widerstandskraft schwächt, den Krankheitsverlauf verschlimmert und die Heilung erschwert. Da sich die Erkrankung über lange Zeit hinzieht, ist die Gefahr der zusätzlichen Schäden durch eine vitalstoffarme Mangeldiät, z. B. Astronautenkost, besonders gegeben.

Wenn eine Heilung durch Ernährungsmaßnahmen allein nicht möglich ist, so darf eben daraus nicht der Schluß gezogen werden, eine Vollwertkost sei deshalb unnötig. Je ernster eine Krankheit, desto notwendiger ist es, alle Maßnahmen, die zur Heilung direkt und indirekt beitragen, anzuwenden. Deshalb ist auch bei der schwer beeinflußbaren Colitis ulcerosa so früh wie möglich mit der vollwertigen Heilkost zu beginnen. Einzelheiten sind bei der Behandlung der Krankheiten der Leber und des Gallensystems nachzulesen (s. auch Crohn'sche Krankheit, S. 139). Die exakte Einhaltung der dort gegebenen Richtlinien ist nötig.

Bei der Colitis ulcerosa spielen in vielen Fällen Lebensprobleme als Ursache eine wesentliche Rolle. Sie sind häufig versteckt und bedürfen besonders eingehender Suche. Man hat die Erkrankung auch „Asthma des Dickdarms" genannt, und tatsächlich spielen bei manchen Kranken auch Überempfindlichkeitsreaktionen (sog. Allergie, was bei wörtlicher Übersetzung eigentlich „andere Reaktionsweise" bedeutet) eine Rolle. Dieses „Andersreagieren" als der Durchschnitt besteht nicht nur bestimmten materiellen Stoffen gegenüber, sondern kann sich auch auf gewisse Lebenssituationen erstrecken. Auf dem materiellen Gebiet kommen manchmal auch bestimmte Nahrungsmittel in Betracht. Diese Fragen sind individuell in jedem einzelnen Krankheitsfall zu prüfen; so gibt es z. B. Kranke, bei denen das Weglassen der Milch Besserung bringt, während dies bei anderen ohne Einfluß bleibt. Die Vermeidung von sauren, besonders von milchsauren Speisen ist in allen Fällen zu empfehlen.

Die arzneiliche Behandlung ist Sache des Arztes. Nebennierenrindenhormone, die bei allergischen Krankheiten eine hervorragend lindernde Wirkung haben, sind bei schweren Fällen vorübergehend nicht zu entbehren. Da sie aber nur symptomatisch wirken und bei Dauergebrauch nachteilige Wirkungen anderer Art haben, ist Zurückhaltung geboten. Daneben stehen noch eine Reihe anderer wirksamer Medikamente zur Verfügung; auch die homöopathische Behandlung kann gute Erfolge bringen.

# Die Darmflora

Ein anderes Kapitel sind die *Störungen der Darmflora*. Der Dünndarm ist beim Gesunden bakterienfrei; dagegen spielen im gesunden Dickdarm Bakterien verschiedener Art eine wichtige Rolle bei der Aufschließung von Nahrungsresten, die zugleich den Nährboden für die Bakterien bilden. Es besteht daher zwischen den vorhandenen Bakterienarten und der genossenen Nahrung eine enge Wechselbeziehung. Beim Säugling z. B., der ausschließlich gestillt wird, findet sich im Dickdarm nur der Bazillus bifidus; erst wenn andere Nahrung dazukommt, treten auch entsprechende andere Bakterienarten auf.

Beim Erwachsenen sind die Coli-Bakterien die Hauptvertreter einer „gesunden" Bakterienflora. Eine Störung dieser Flora kann einerseits dadurch zustande kommen, daß Bakterien selbst (z. B. Coli) entarten bzw. krank werden, andererseits können sich Bakterienarten ausbreiten, welche die „normalen" verdrängen und überwuchern. Bei allen diesen Vorgängen handelt es sich aber nicht um eigentliche Erkrankungen des Dickdarms, sondern an der Zusammensetzung der Darmflora ist lediglich erkennbar, wie die Nahrung in der vorausgegangenen Zeit beschaffen war.

Die „kranke" Darmflora ist also nicht die Ursache von irgendwelchen Erkrankungen, sondern das Zeichen einer entsprechend „kranken" Ernährung. Sowohl die betreffende Erkrankung wie die gestörte Darmflora haben ihre gemeinsame Ursache in einer falschen Ernährung. Dies erklärt auch, weshalb die Zufuhr von gesunden Coli-Kulturen (Symbioselenkung) als Medikament keinen Dauererfolg bringt, wenn die fehlerhafte Ernährung fortgesetzt wird. Bei zivilisatorischer Nahrung werden die zugeführten Bakterien bald wieder von den Bakterien verdrängt, für die die zivilisatorische Nahrung den besten Nährboden darstellt. So ist die Darmflora ein ausgezeichneter Maßstab für die Güte der Nahrung bzw. für den Grad ihrer zivilisatorischen Veränderung.

Darüber hinaus kann aber eine krankhafte Darmflora auch ihrerseits wieder schädliche Rückwirkungen auf den Organismus haben. Man hat z. B. nachgewiesen, daß die bei Gesunden vorkommenden Coli-Bakterien Vitamin K erzeugen. Andererseits wurde festgestellt, daß bei Krebskranken u. a. auch ein Vitamin-K-Mangel besteht. Daraus ist aber nicht der Schluß erlaubt, daß der Krebs durch Vitamin-K-Mangel entsteht, sondern nur, daß irgendwelche inneren Beziehungen zwischen der zivilisatorischen Ernährung, der gestörten Darmflora, dem gestörten Vitalstoffhaushalt und dem Krebs bestehen.

In ähnlicher Weise sind Beziehungen zwischen gestörter Darmflora und zahlreichen anderen Krankheiten beobachtet worden; die letztlich verbindende, gemeinsame Ursache liegt aber in der zivilisatorischen Nahrung.

In dieser Hinsicht ist nun wiederum sehr interessant, daß besonders der Fabrikzucker das Wachstum leicht vergärender Bakterien fördert, die an der Dysbakterie, wie man die fehlerhaft zusammengesetzte Darmflora nennt, stark beteiligt sind. Manche Unverträglichkeiten von Nahrungskombinationen, die Fabrikzucker enthalten, mögen darin ihre Erklärung finden; dies gilt vor allem für die Beobachtung, daß Unpäßlichkeiten nach Zuckergenuß oft erst nach einigen Tagen auftreten und dann oft wochenlang anhalten, obwohl kein weiterer Fehler in der Ernährung mehr gemacht wird. Die Bakterienarten, die sich nach Zuckereinnahme vermehrt haben, beherrschen nun wochenlang das Feld, und es dauert geraume Zeit, bis sich die Coli, die in ihrer Vitalität gestört sind, wieder durchsetzen.

Diese Verhältnisse machen es auch verständlich, weshalb es nicht günstig ist, die Kostformen häufig zu wechseln. Es dauert immer eine gewisse Zeit, bis sich der jeweiligen Kostform entsprechend die dazugehörige Darmflora entwickelt hat. Kaum hat sich ein Gleichgewicht eingespielt, wird es wieder gestört, wenn zu rasch wieder die Kostform geändert wird. Deshalb wirken sich oft mehrere „Diätkuren" verschiedener Art, die rasch hintereinander folgen, nachteilig aus, indem „im Bauch alles durcheinander kommt". Dies läßt sich bei „Diätfanatikern" besonders oft beobachten, die mit aller Gewalt ihre Beschwerden – meist gar nicht ernährungs-, sondern lebensbedingt – durch „Diät"kuren beseitigen wollen.

Es wechselt wahllos eine Fastenkur mit einer Mayr-Kur, dann kommt eine Phase nach Waerland dazwischen, dann folgt eine Rohkostkur und danach wieder eine Einlage altherkömmlicher Schonkost, die wieder von Normalkost unterbrochen wird. Mit dieser Vielfalt von Kostformen fertig zu werden, setzt schon eine ziemliche Robustheit der Verdauungsorgane voraus, die aber gerade diesen Menschen fehlt. Das Durcheinander, das durch diese kurzfristigen „Kuren" entsteht, wenn sie unsachgemäß aufeinanderfolgen, kann nur durch eine stetige, über lange

Zeit durchgeführte vollwertige Heilkost im obigen Sinne allmählich überwunden werden.

Um Mißverständnisse zu vermeiden: Es soll damit nichts gegen die verschiedenen Kursysteme gesagt werden, die bei richtiger Indikation Hervorragendes leisten, sondern es soll auf den Nachteil häufigen Wechsels verschiedener Kostregime hingewiesen werden, wobei die Störungen der Darmflora eine gewisse Rolle spielen.

Überhaupt sind Krankheiten, denen jahrzehntelange Fehler in der Lebensführung zugrunde liegen, niemals durch kurzfristige „Kuren" zu beheben, sondern nur durch Abstellung der Fehler, die die Krankheit verursacht haben, über lange Zeiträume bzw. für immer. Wieviel sich dann noch bessern läßt, ist davon abhängig, wie weit fortgeschritten der Schaden bei Beginn der Behandlung schon war und wie weit die Degenerationserscheinungen überhaupt noch rückbildungsfähig sind. Es gehört aber mit zu den Ungereimtheiten des Zeitgeistes, daß die Folgen jahrelanger Fehler in einer Kur von 4 Wochen ungeschehen gemacht werden sollen!

## Die Blähungen als Sündenbock

Zu den Störungen im Darmbereich, die noch besonderer Erwähnung bedürfen, gehören die *Blähungen.* Von seiten der Kranken wird ihnen oft eine übertrieben große Bedeutung zugeschrieben. In weiten Kreisen werden Bauchschmerzen aller Art mit Blähungen bezeichnet; außerdem glauben viele Menschen, Blähungen seien Ursachen von Schmerzen. In Wirklichkeit versteht man unter Blähungen vermehrte Bildung von Gasen und deren Abgang. Es ist aber nicht nur ein Streit um Worte, ob Bauchschmerzen und Blähungen dasselbe sind, da durch die Verwechslung die Gefahr besteht, daß der Kranke jahrelang unter falscher Diagnose läuft und dadurch falsch behandelt wird.

Mir ist es vor Jahrzehnten zu Beginn meiner ärztlichen Tätigkeit oft passiert, daß ich auf die Angaben von Patienten hereingefallen bin, die über Blähungen klagten. Erst als die Behandlung gegen Blähungen erfolglos blieb und ich genauer nachforschte, stellte sich heraus, daß der jeweilige Patient gar nicht an Blähungen „litt", sondern in Wirklichkeit Leibschmerzen hatte. Deshalb benützte er auch das Wort „leiden". Denn jeder gesunde Mensch hat ab und zu Blähungen,

kommt aber nicht auf die Idee, dies als „Leiden"
zu bezeichnen.

Es gibt natürlich auch „rücksichtsvolle" Patienten, die angeben, unter Blähungen zu „leiden", obwohl gar nicht sie leiden, sondern weil
sie befürchten, daß andere unter dem Abgang
ihrer Gase leiden.

Übler Geruch von Blähungen beruht meist
auf Fäulnisvorgängen im Darm, die durch tierische Nahrungsmittel, vor allem durch Fleisch,
Eier und Käse entstehen. Ihre Vermeidung än-
dert die Darmflora entsprechend, und bald werden die Blähungen geruchlos. In diesem Zusammenhang ist interessant, daß die Gase, die bei
Übergang auf eine frischkostreiche Ernährung
vorübergehend vermehrt auftreten, gerucharm
sind. Gasabgänge bei reiner Frischkost sind nach
kurzer Zeit geruchlos.

Einmal darauf aufmerksam geworden, daß es
Menschen gibt, die statt Leibschmerzen „Blähungen" sagen, stellte ich fest, daß überhaupt
die meisten sich so verhalten. Dabei zeigte sich,
daß viele ihre Schmerzen deshalb als Blähungen
bezeichnen, weil die Schmerzen nach Abgang
von Blähungen nachlassen. Aber wenn nach Abgang von festem Darminhalt Leibschmerzen
nachließen, könnte man trotzdem Leibschmerzen nicht mit Kot gleichsetzen.

Der Inhalt des Darmes, gleichgültig, ob er nur aus festem oder aus flüssigem Kot besteht oder ob sich auch gasförmige Teile, also Blähungen, dazwischen befinden, schmerzt selbst nicht. Schmerzen können nur entstehen, wenn der Darm selbst krank ist oder krankhaft reagiert. Meistens beruhen die Schmerzen auf krankhaften Zusammenziehungen des Darmes, wobei in jedem einzelnen Fall von krampfhaften Darmschmerzen zu klären ist, warum der Darm sich krampft, d. h. welche Faktoren ursächlich hinter dieser Erscheinung stecken.

Die Gasbildung reicht, wenn sie nicht übermäßig ist, allein nicht aus, um das Auftreten von Schmerzen zu erklären. Auf die Frage an den über „Blähungen" klagenden Kranken, ob die Gasbildung so übermäßig sei, kommt oft die Antwort, das Gegenteil sei der Fall, es gingen überhaupt nie Blähungen ab. Diesen Widerspruch erklärt sich der Kranke so, daß er annimmt, die Blähungen säßen irgendwo fest. Natürlich ist es nicht möglich, daß sich über Jahre die Speisereste, d. h. der nicht gasförmige Inhalt des Darmes, täglich entleeren, während der gasförmige Anteil irgendwo jahrelang hängenbleibt. Selbst wenn ein solches physikalisches Wunder möglich wäre, ist damit immer noch nicht geklärt, weshalb zahlreiche Menschen viel

Blähungen (also Gasabgang) und trotzdem nie Schmerzen haben, daß andere keine Blähungen und auch keine Schmerzen haben und daß wiederum andere ebenfalls keine Blähungen haben und doch viel an Schmerzen leiden.

Das hier Gesagte soll nur klarmachen, daß hinter Leibschmerzen irgendwelche Störungen stecken müssen, die nicht einfach mit „Blähungen" abgetan werden können. Wenn man bei Kranken, die über „Blähungen" klagen, ohne daß viel Gase abgehen, mehrfach den Darm durchleuchtet, stellt man bei ihnen nie stärkere Gasbildung fest, als es der Norm entspricht. Man kann im Gegenteil bei Menschen oft relativ große Gasmengen im Darm nachweisen, ohne daß sie je die geringsten Schmerzen haben. Voraussetzung für den Schmerz ist eine Krampfneigung, die aber ihre Ursache nicht im Darminhalt hat, sondern sich am Darminhalt auswirkt. Löst sich der Krampf, hat die komprimierbare gasförmige Blähung leichtere Möglichkeit zum Entweichen als der festere Darminhalt.

Dadurch, daß die Menschen gewohnt sind, dem Arzt ihre Leibschmerzen als Blähungen „anzubieten", besteht die Gefahr, daß auch der Arzt getäuscht wird und sich mit der Fehldiagnose „Blähungen" begnügt, wodurch die Behandlung der Grundkrankheit versäumt wird.

## Es gibt keine blähenden Speisen, nur unsachgemäße Zubereitung bzw. Kombination von Nahrungsmitteln

„Blähungen" als Standarderklärung für Bauchschmerzen führt indirekt zu einer Überbewertung der blähenden Eigenschaften von Nahrungsmitteln. Es ist z. B. bekannt, daß Bauchschmerzen entstehen können, wenn im Rahmen einer Kostform sowohl Rohkost als auch Fabrikzucker enthalten ist. Da für diese Erscheinung keine Erklärung bekannt ist, nimmt der Kranke an, daß die ihm unerklärlichen Schmerzen „Blähungen" seien. Als Missetäter müssen die sog. „blähenden" Speisen herhalten. So ist es üblich, die Hülsenfrüchte und die Kohlarten für diese „Blähungen" verantwortlich zu machen. Werden aber die Richtlinien, die eine gute Verträglichkeit einer Vollwertkost garantieren (s. S. 44) genau eingehalten, dann stellt sich heraus, daß weder Hülsenfrüchte noch Kohlarten „blähen"; d. h. sie werden ausgezeichnet vertragen, wenn sie nicht mit Fett zusammen gekocht werden und in der übrigen Nahrung kein Fabrikzucker, kein gekochtes oder eingemachtes Obst und keine Säfte enthalten sind. Es sind also keineswegs die Hülsenfrüchte und die Kohlarten, die „blähen", sondern es ist die falsche

Zubereitung bzw. die unpassende Kombination mit störenden Nahrungsmitteln.

Es ist also auch praktisch von Bedeutung, streng zwischen echten Blähungen, d. h. Gasbildung, und Bauchschmerzen zu unterscheiden. Wie bereits erwähnt, führt der Übergang auf eine Vollwertkost, die Vollkornbrot, Frischkornbrei, rohes Obst und eine Frischkostzulage aus Gemüse enthält, tatsächlich in der Anfangszeit zu vermehrter Gasbildung, aber nicht zu Schmerzen. Nach Anpassung der Darmflora läßt nach einiger Zeit die Gasbildung nach, auch wenn die Kostform unverändert beibehalten wird. Schmerzhafte Beschwerden treten nur auf, wenn die oben erwähnten Störenfriede zugesetzt werden.

### Die sogenannten Hämorrhoiden und was sich dahinter verbirgt

Am Darmausgang spielen sich eine Reihe von krankhaften Vorgängen ab, die vom Laien mit dem Sammelbegriff *„Hämorrhoiden"* zusammengefaßt werden: Alle Erkrankungen am After sind für ihn eben „Hämorrhoiden". Dabei beruhen in Wirklichkeit die darauf zurückgeführten Beschwerden am Darmausgang so gut wie nie auf Hämorrhoiden.

Unter Hämorrhoiden im engeren Sinne versteht man nämlich eine krampfaderartige Erweiterung der Venen des Mastdarms, die Hämorrhoidalvenen heißen. Diese erweiterten Venen machen an sich keinerlei Beschwerden; erst wenn irgendwelche Komplikationen auftreten, kommt es zu Schmerzen.

So kann es zu einer *Thrombose* in diesen „Krampfadern" kommen, was plötzlich als harter Knoten empfunden wird.

Kommt es zusätzlich zu *entzündlichen Vorgängen*, äußert sich dies als schmerzhafter Knoten; diese Entzündung in einer erweiterten Hämorrhoidalvene, in der sich geronnenes Blut befindet (Thrombophlebitis), läßt das typische Beschwerdebild entstehen, das vom Laien als Hämorrhoiden bezeichnet wird. Die Entzündung klingt meist bei entsprechender Behandlung rasch ab, das Blutgerinnsel saugt sich auf und die „Hämorrhoiden" sind verschwunden.

Eine ganz andere Erkrankung, ein *Einriß* der Schleimhaut am After, läuft beim Kranken ebenfalls unter „Hämorrhoiden". Sie heißt wissenschaftlich Analfissur und ist durch äußerste Schmerzhaftigkeit ausgezeichnet. Sie ist fast immer mit Stuhlverstopfung vergesellschaftet, d.h. die Analfissur ist meist eine Folge der Stuhlverstopfung.

Da der Durchtritt des Stuhls sehr schmerzhaft ist, kommt es zu einer reflektorischen Zurückhaltung des Stuhls. Durch dieses lange Verweilen des Darminhalts im Enddarm kommt es zu einer Verhärtung des vordersten Kotstückes, wodurch beim Durchtritt die Fissur neu aufgerissen wird. Dies erschwert die Heilung. Diese Kette ohne Ende kann am besten durchbrochen werden, wenn der Stuhl durch eine richtige Ernährung und nicht durch Abführmittel geregelt wird (wie in Band 4 dieser Buchreihe „Stuhlverstopfung" angegeben), da die über lange Zeit eingenommenen Abführmittel eine chronische Reizung der Mastdarmschleimhaut und eine Blutanschoppung in den Hämorrhoidalvenen erzeugen.

Bei der mikroskopischen Untersuchung der Wand des Risses zeigte sich, daß die Wand gar nicht einfach eingerissene Schleimhaut, sondern die Innenwand eines geöffneten Blutgefäßes ist. Es ist wohl einleuchtend, daß eine Behandlung dieses Befundes mit Hämorrhoidensalbe, wie es aufgrund der üblichen Fehldiagnose fast immer geschieht, nicht sehr sinnvoll ist und die Heilung erschwert.

Eine weitere Erkrankung, die sich hinter der Fehldiagnose „Hämorrhoiden" verbergen kann, ist das *Analekzem,* d.h. ein Hautausschlag am After, der sich oft in die Gesäßspalte nach oben fortsetzt. Sein Kennzeichen ist der Juckreiz. Die Hämorrhoidalsalben sind auch in diesem Fall fehl am Platz; Salben eignen sich für die Behandlung von Hautausschlägen sowieso wenig, da die Salbengrundlage nach längerem Gebrauch meist das Ekzem verschlimmert. Eine Ausnahme machen die Nebennierenrindenhormonsalben, die gut lindernd wirken.

Dem Analekzem liegt eine tiefere Störung zugrunde; oft findet sich gleichzeitig eine Störung im Verdauungstrakt, die sich bis zum Darmausgang erstreckt und dort als Ekzem in Erscheinung tritt.

Wird eine Dauerheilung erstrebt, ist auch in diesem Fall die Ernährung richtigzustellen. Manchmal ist das Analekzem der Ausdruck einer sonstigen Stoffwechselstörung, die aufzusuchen und entsprechend zu behandeln ist.

Schließlich halten viele die *normalen Hautfalten* am After für Hämorrhoiden; solche Falten trifft man öfters bei Frauen nach Geburten. In der Schwangerschaft hat sich das Gewebe dieser Gegend erheblich aufgelockert, so daß es bei der Rückbildung nach der Geburt zur Faltenbildung kommt. Diese Gebilde, die keinerlei Beschwerden machen, bedürfen selbstverständlich keiner Behandlung.

Die unangenehmen *Empfindungen,* die der

Stuhlverstopfte im Afterbereich verspürt, wenn er lange Zeit *Abführmittel* genommen hat, erklärt er sich meist auch mit „Hämorrhoiden". „Und Hämorrhoiden habe ich auch", ist ein Satz, der von den meisten Verstopften zu hören ist. Das genauere Befragen ergibt dann, daß entweder eine der eben beschriebenen Störungen vorliegt, oder daß die Kranken annehmen, der Stuhl könne nicht entleert werden, weil die „Hämorrhoiden" den Austritt behinderten. Die Kranken haben das Gefühl, als sitze ein Hindernis davor. Diese Empfindung ist aber nichts anderes als die Folge der Mastdarmreizung durch die Abführmittel oder durch zu intensives Pressen beim Stuhlgang.

Da sich aber hinter diesen Beschwerden genau so gut ein Krebs verbergen kann, ist es unbedingt nötig, in jedem einzelnen Fall sogenannter „Hämorrhoidalbeschwerden" durch *genaue Untersuchung* festzustellen, was wirklich vorliegt. Leider wird dies dadurch, daß der Kranke den Arzt mit der fertigen Fehldiagnose überfällt, nicht selten versäumt.

Überhaupt finden sich in der modernen Zeit nur noch wenige Patienten, die dem Arzt unbefangen ihre Beschwerden so erzählen, wie sie sie empfinden. Die meisten fühlen sich verpflichtet, einen „wissenschaftlich gebildeten" Eindruck zu machen und in Fachausdrücken zu reden; sie reden von „ihrem Herzkranz", „ihrer Schilddrüse", „ihren Bandscheiben" und „ihren Hämorrhoiden" und wissen nicht, daß sie sich mit ihren fertigen (Fehl)diagnosen und ihrem primitiven Denken „in Organen" keinen guten Dienst erweisen.

# Das Wesentliche
# kurz zusammengefaßt

Die Organe des Verdauungssystems, Magen, Darm, Leber, Gallenblase und Bauchspeicheldrüse stellen eine Funktionseinheit dar. Schädliche Einflüsse, die das System treffen, machen sich daher an allen Organen bemerkbar; nur reagiert jedes Organ mit den ihm eigenen Äußerungen. Zudem hat die Störung *eines* Organs Auswirkungen auf die mit ihm eng zusammenarbeitenden anderen Organe.

Die nicht entzündlichen Erkrankungen der Leber und des Gallensystems sind mit Sicherheit rein ernährungsbedingt. Sie können als Musterbeispiel dienen für das Ausmaß der durch zivilisatorische Ernährung verursachten Krankheiten der Verdauungsorgane; denn die Störungen der Lebertätigkeit sind so häufig geworden, daß sie heute eine Modekrankheit darstellen. Zwei Drittel der über 60jährigen in zivilisierten Ländern sind Gallensteinträger.

Die meisten zur Erkennung der Leberstörungen entwickelten diagnostischen Methoden sind zwar keine spezifischen Lebertests – die Blutuntersuchungen sind auch bei anderen Krankheiten in gleicher Weise verändert –, die fehlerhafte Eiweißzusammensetzung des Blutserums ist aber ein sicherer Hinweis, daß bei chronisch Kranken unter der Einwirkung von vitalstoffarmer Zivilisationskost tiefgreifende Veränderungen des Gesamtorganismus stattfinden.

Ob man diese krankhaften Veränderungen als Leberschaden bezeichnet oder aber als Hinweis auf Ernährungsschäden betrachtet, ist von erheblicher praktischer Bedeutung. Im einen Fall ist die Schlußfolgerung: Übliche Schonkost (die dann den „Leberschaden" verschlimmert, statt bessert); im anderen Fall: Heilende Vollwertkost, die zur Normalisierung der veränderten „Leberproben" führt.

Die Heilkost muß bei Erkrankungen der Verdauungsorgane zwei Forderungen erfüllen: Sie muß erstens alle Nähr- und Wirkstoffe enthalten, die der Organismus benötigt, und zweitens muß sie gut vertragen werden. Das Prinzip wird durch folgende Maßnahmen erfüllt:

## I. Die zu meidenden Speisen sind:

1. Säfte aller Art von Früchten und Gemüsen, ob selbst hergestellt oder gekauft, sowie gekochtes und eingemachtes Obst.

2. Auszugsmehlprodukte: Graubrot, Weißbrot, Brötchen, Zwieback, Nudeln, Pudding, Kuchen, geschälter Reis.
3. *Alle* Fabrikzuckerarten: Rohrzucker (weißer und brauner), Traubenzucker, Fruchtzucker, Milchzucker, sogenannter Nährzucker, Ur-Zucker, Malzzucker, Zuckerkonzentrate wie Ahornsirup, Sirup, Birnendicksaft, Apfeldicksaft, Sucanat, Melasse, sog. „naturreiner" Voll-Rohrzucker usw.
4. Fabrikfette: Margarinen und gewöhnliche, durch Raffinationsmethoden gewonnene Öle.
5. Regelmäßiger Genuß von Bohnenkaffee, Tabak und Alkohol ist zu meiden.

## II. Unbedingt gegessen werden müssen:

1. Vollkornbrote verschiedener Art
2. Frischkornbrei (Rezepte S. 48)
3. Frischkost (Rezepte S. 51)
4. Naturbelassene Fette: Butter und sogenannte kaltgeschlagene Öle.

## III. Alle übrigen Speisen sind erlaubt

Bei gekochten Speisen ist darauf zu achten, daß das Fett nicht mitgekocht, sondern nach dem

Kochprozeß zugesetzt wird. Pfannengerichte sind in der Umstellungszeit möglichst zu meiden. Diese Vollwertkost stellt die Ernährungsbehandlung für *alle* Erkrankungen der Verdauungsorgane dar.

Für Magenkrankheiten gelten folgende weitere Gesichtspunkte: Hier spielen neben Fabrikzucker und Auszugsmehlen belastende Lebenssituationen bei bestimmten Persönlichkeitstypen eine wichtige Rolle. Die Behandlung muß daher beide Komponenten berücksichtigen.

Die diagnostisch stiefmütterlich behandelten Dünndarmerkrankungen gehören zu den hartnäckigsten Störungen, die den Gesamtorganismus mehr als die anderen Baucherkrankungen beeinträchtigen. Auch bei ihnen spielen belastende Lebenssituationen oft eine Rolle. Da diese meist verkannt werden, ist die Gefahr, daß sich durch langfristige einseitige Schonkost ein tiefgreifendes Leiden entwickelt, besonders groß. Die oben angegebenen Ernährungsrichtlinien sind in diesen Fällen besonders streng und langfristig durchzuführen. Völlige Ausheilung benötigt oft Jahre.

Die Stuhlverstopfung ist in einem besonderen Band (Nr. 4 der Buchreihe) abgehandelt.

Blähungen werden in ihrer Bedeutung über-

schätzt. Sie sind nicht die Ursachen von Bauchbeschwerden, sondern diese sind ein Symptom
gestörter Darmfunktion. Die Erklärung von
Bauchbeschwerden mit „Blähungen" trägt die
Gefahr in sich, daß die eigentliche Krankheit
unerkannt bleibt. Der gesunde Mensch hat auch
Blähungen (d.h. Gase), aber keine Beschwerden. Von den meisten Kranken wird alles, was
sich am After abspielt, als „Hämorrhoiden" bezeichnet. In Wirklichkeit verstecken sich dahinter andere Krankheiten wie Einrisse, Entzündungen, Thrombosen, Ekzeme und Folgen
langzeitigen Abführmittelgebrauchs. Die Behandlung entspricht dem jeweiligen Grundleiden.

Nun, lieber Leser, liegt es an Ihnen, den
Gewinn aus den bewährten Ratschlägen zu ziehen. Ihre Befolgung bringt keinerlei Risiko, dafür aber die Sicherheit, optimale Gesundheit zu
erhalten oder wiederzugewinnen. Alle Zivilisationskrankheiten haben lange Anlaufzeiten, ehe
sie so weit fortgeschritten sind, daß sie Beschwerden machen. Deshalb ist es so wichtig,
möglichst früh mit den Maßnahmen zu beginnen. Dann werden nicht nur die in diesem Band
beschriebenen Zivilisationsschäden verhütet,
sondern auch andere ernährungsbedingte Zivilisationskrankheiten wie Gefäß-, Kreislauf- und

Herzerkrankungen einschließlich Herzinfarkt und Thrombose, Gebißschäden, Erkrankungen der Bewegungsorgane (Arthrosen, Wirbelsäulenschäden), die Stoffwechselstörungen der Fettsucht und Zuckerkrankheit sowie die Neigung zu sog. Erkältungen.

Kommt die Vorbeugung zu spät, so ist im Anfang der Krankheit oft noch eine Heilung zu erzielen, falls nicht bereits irreparable Formveränderungen vorliegen. Jedenfalls besteht die Aussicht, daß selbst bei weit fortgeschrittenen Fällen gestörte Funktionen wiederhergestellt werden, was gleichbedeutend ist mit dem Verschwinden der Beschwerden. Zumindest ist aber ein Stillstand oder eine Verlangsamung des Krankheitsprozesses zu erreichen.

Bei den Erkrankungen der Verdauungsorgane sind wegen des zusätzlichen Problems der Verträglichkeit die Richtlinien der Ernährung ganz besonders genau einzuhalten. Ein Kompromiß führt hier nicht zum Erfolg. Dies hat auf der anderen Seite den Vorteil, daß jeder rasch feststellen kann, ob er es richtig macht oder nicht. Unterläuft ihm wirklich kein Fehler und die Beschwerden verschwinden trotzdem nicht, so liegt entweder eine nicht ernährungsbedingte Störung vor oder es handelt sich um eine Erkrankung außerhalb des Verdauungssystems. In solchen Fällen ist die Diagnose nochmals zu überprüfen. Meist finden sich dann belastende Lebenssituationen, die eine Lebensberatung erfordern.

Was aber die Ernährungskomponente betrifft, gilt der bewährte Satz: Macht's nach, aber macht's genau nach!

# Bücher von Dr. M. O. Bruker

## Unsere Nahrung – unser Schicksal

Mit diesem Buch schuf Dr. M. O. Bruker ein Standardwerk der Ernährungswissenschaft. Als praktizierender Chefarzt schöpft er aus seinem umfangreichen Wissen und führt jeden Leser zum Verständnis der wahren Ursache von ernährungsbedingten Zivilisationskrankheiten. Es gibt keine Frage in bezug auf Ernährung, die in diesem Buch nicht besprochen ist.

## Lebensbedingte Krankheiten

Die geistige Haltung bestimmt, wie der einzelne mit den Belastungen des täglichen Lebens fertig wird. Mangel an Kenntnis und Erkenntnis kann zu Krankheiten führen. Konflikte und Streß bedrohen heute jeden. Wie Sie trotz aller Belastungen gesund bleiben oder wieder gesund werden, beschreibt dieses Buch.

## Idealgewicht ohne Hungerkur
### mit Rezepten von Ilse Gutjahr

Dies ist kein Diätbuch üblicher Prägung und enthält keine trockenen Theorien und kein Gestrüpp von Verboten, sondern hier wird eine ganz aus der Erfahrung geborene Methode gezeigt, die ihre Bewährungsprobe schon lange hinter sich hat. So unwahrscheinlich es klingt, nicht das Zuvielessen erzeugt Fettsucht und die begleitenden Krankheiten, sondern ein Zuwenig, d. h. der Mangel an bestimmten Nahrungsstoffen. So ist dies ein äußerst guter und praktischer Ratgeber für jeden Übergewichtigen und für alle, die ihr Gewicht halten wollen.

## Stuhlverstopfung in 3 Tagen heilbar
### mit Rezepten von Ilse Gutjahr

Selbst die hartnäckigste Stuhlverstopfung kann ohne Abführmittel geheilt werden! Durch einfache Nahrungsumstellung und Änderung der Lebensbedingungen kann jeder Stuhlverstopfte von seinem jahrelangen Übel befreit werden!

## Herzinfarkt, Herz-, Gefäß- und Kreislauf-erkrankungen

Die Herz- und Kreislaufkrankheiten nehmen von Jahr zu Jahr zu, angeführt von der Todesursache Nr. 1: dem Herzinfarkt!
Die Ursachen hierfür können vermieden werden. Diese sind vor allem ein Mangel an Vitalstoffen durch die heutige denaturierte Kost.

## Erkältungen müssen nicht sein
### mit Rezepten von Ilse Gutjahr

Erkältungen kommen nicht von Kälte, sondern beruhen neben falscher Kleidung vorwiegend auf mangelnder Abwehrkraft durch vitalstoffarme Zivilisationskost.
Immer wiederkehrender Husten, Schnupfen und Grippe müssen nicht sein.
Abhärtung des Körpers durch Naturheilmethoden und Kneippsche Maßnahmen sowie vitalstoffreiche Vollwertkost bringen Abhilfe.

## Rheuma – Ursache und Heilbehandlung
### mit Rezepten von Ilse Gutjahr

Jeder 5. leidet heute an Erkrankungen des Bewegungsapparates (Rheuma, Ischias, Arthritis, Arthrose, Wirbelsäulen- und Bandscheibenschäden). Dies bedeutet für die Kranken: ständige Beschwerden, starke Schmerzen und hohe Kosten für Kuren und Medikamente. Die wirklichen Ursachen und die wirksame Heilbehandlung beschreibt dieses Buch und ermöglicht, sogar im späten Stadium das Fortschreiten der Erkrankung zu verlangsamen oder sogar zum Stillstand zu bringen.

## Dr. M. O. Bruker / Ilse Gutjahr
### Biologischer Ratgeber für Mutter und Kind

Wenn Sie vorhaben Kinder zu bekommen oder schon welche haben: Hier finden Sie endlich alle Informationen, wie Sie Ihr Kind von Anfang an gesund aufziehen und ernähren können.
Gesundheit beginnt bei den Eltern schon vor der Zeugung und setzt sich fort mit dem Stillen und anschließend vollwertiger Ernährung. Auch zu Fragen wie Impfungen, Zahnkrankheiten und Allergien nehmen die Autoren Stellung.

# Diabetes und seine biologische Behandlung
## mit Rezepten von Ilse Gutjahr

Auch wenn es die offizielle Medizin noch nicht wahrhaben will: Durch konsequente Umstellung der Ernährung auf Vollwertkost besteht bei der Zuckerkrankheit (Diabetes mellitus) Aussicht auf erhebliche Besserung der Stoffwechsellage. Dies kann, je nach Schweregrad der Erkrankung, bis zur Befreiung von Tabletten und Spritzen führen.

## Vorsicht Fluor

Dies ist eine Sammlung von wichtigen Materialien zur Wahrheitsfindung für Eltern, Zahnärzte, Ärzte, Krankenkassen, Behörden und Politiker. Zahnkaries ist keine Fluormangelkrankheit, trotzdem wird die Verabreichung von Fluoridtabletten und die Trinkwasserfluoridierung weltweit propagiert. In dieser Dokumentation wird aufgezeigt, daß der Nachweis der Unschädlichkeit bis heute nicht erfüllt wurde. Die Fluoridierung ist zu einem Politikum geworden, da es nicht so sehr um medizinische Fragen, sondern um wirtschaftliche Interessen geht.

## Aufmerksamkeiten

365 Zitate, Sprüche, Aphorismen – für jeden Tag des Jahres einen –, die aufmerksam und nachdenklich machen und motivieren, sind gute Begleiter im Leben.

# Kleinschriften von Dr. M. O. Bruker
## Vom Kaffee und seinen Wirkungen

Kaffee ist eine Droge und führt in Abhängigkeit wie Alkohol und Nikotin.

Regelmäßiger Kaffeegenuß bringt gesundheitliche Nachteile, die sich besonders als Kreislaufstörungen und Leistungsminderung äußern. Aber auch zahlreiche andere Nebenwirkungen beschreibt Dr. Bruker. Nach dem Lesen dieser Kleinschrift werden Sie den Genuß von Kaffee als Handlung wider besseren Wissens verstehen.

## Ärztliches Memorandum zur industriellen Nutzung der Atomenergie

Als verantwortlich vorausdenkender Arzt zeigt Dr. M. O. Bruker anschaulich auf, daß die Energiegewinnung durch Atomkernspaltung die »schmutzigste« und gefährlichste ist. Das Heimtückische liegt darin, daß sich die Erbschäden durch radioaktive Substanzen erst in der 3. Generation bemerkbar machen.

Wenn Sie leicht verständliche Hintergrundinformationen suchen, dann informieren Sie sich durch diese preiswerte Kleinschrift.

## Weitere Kleinschriften mit folgenden Themen erhalten Sie beim E. M. U.-Verlag, 5420 Lahnstein:

## Tonkassetten von Dr. M. O. Bruker
## Live-Vorträge

### Gesundheit – ein Informationsproblem

In diesem Vortrag wird eindrücklich dargestellt, daß statt der üblichen symptomatischen Linderungsbehandlung eine ursächliche Heilbehandlung dringend erforderlich ist.

### Der manipulierte Patient

Jeder Patient, der den Arzt aufsucht, will wissen, woher seine Krankheit kommt. Es ist üblich geworden, diese Frage nach den Ursachen geschickt zu umgehen und Scheinursachen zu nennen. Besonders eindrucksvoll wird diese Situation am Beispiel des Herzinfarkts geschildert.

### Lebenskrisen

Fragen der Kindererziehung, Religion, Liebe, Sexualität, Partnerschaft und des Vertrauens werden realistisch an Beispielen aus der Praxis aufgezeigt.

### Homöopathie

Als erfahrener Arzt für Ganzheitsmedizin erläutert Dr. Bruker, was Homöopathie ist und erklärt die Anwendungsbereiche.

### Die Deckung des Eiweißbedarfs

In diesem Live-Vortrag wird in klarer verständlicher Form dargestellt, daß die Angst vor ungenügender Deckung des Eiweißbedarfs beim Verzehr einer vitalstoffreichen Vollwertkost unberechtigt ist.